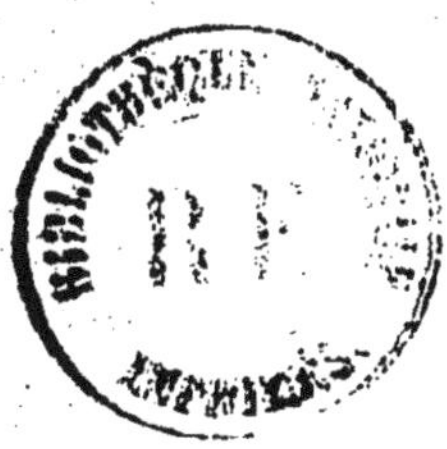

INAUGURATION

DU

Centre régional contre le Cancer

DE

BORDEAUX ET DU SUD-OUEST

PAR

M. Paul STRAUSS

MINISTRE DE L'HYGIÈNE, DE L'ASSISTANCE ET DE LA PRÉVOYANCE SOCIALES

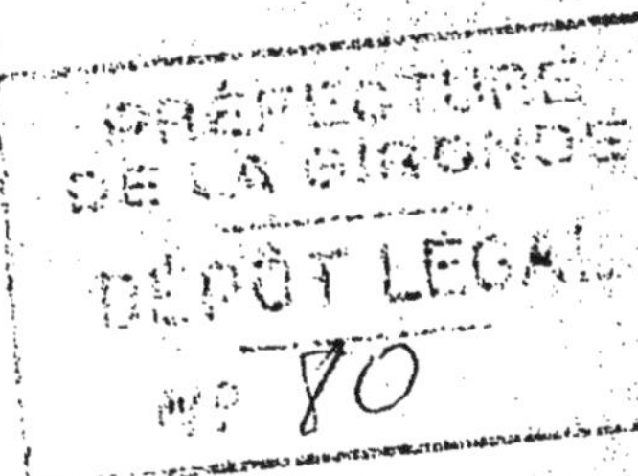

BORDEAUX

IMPRIMERIES GOUNOUILHOU

9-11, rue Guiraude, 9-11

—

1924

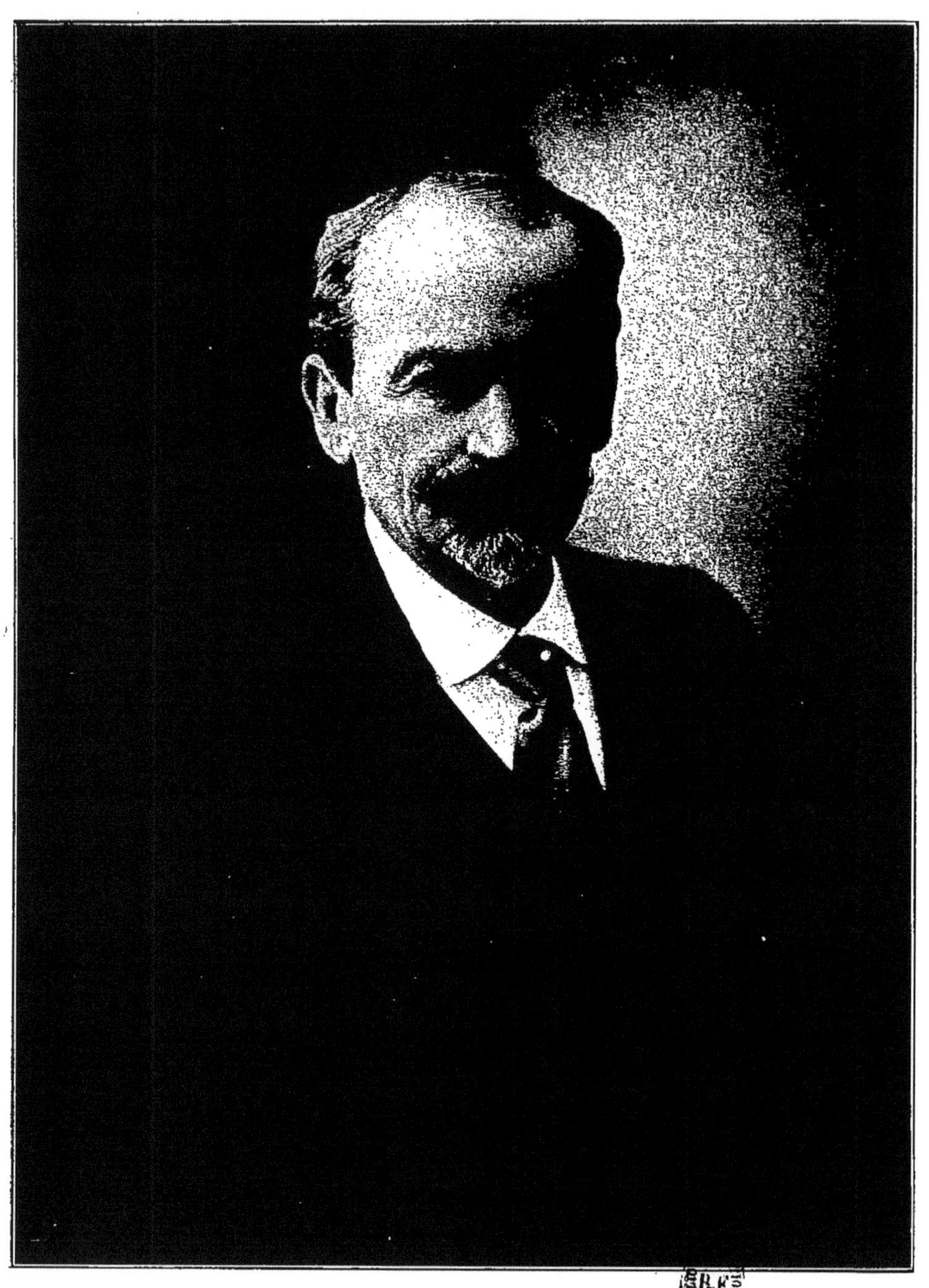

M. Paul STRAUSS

Ministre de l'Hygiène, de l'Assistance et de la Prévoyance sociales.

INAUGURATION

DU

Centre régional contre le Cancer

DE

BORDEAUX ET DU SUD-OUEST

PAR

M. Paul STRAUSS

MINISTRE DE L'HYGIÈNE, DE L'ASSISTANCE ET DE LA PRÉVOYANCE SOCIALES

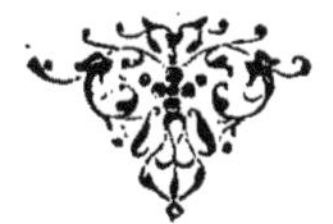

BORDEAUX

IMPRIMERIES GOUNOUILHOU

9-11, rue Guiraude, 9-11

—

1924

INAUGURATION

DU

Centre régional contre le Cancer

DE

BORDEAUX ET DU SUD-OUEST

Inauguration à Bordeaux
du premier Centre de lutte contre le Cancer.

Réalisant la promesse qu'il avait faite, M. Paul Strauss est venu lundi matin 12 février à Bordeaux inaugurer, à l'annexe Saint-Raphaël de la Faculté de médecine et de pharmacie, le premier centre régional de lutte contre le cancer, organisé dans le service d'Électricité Médicale de M. le Professeur Bergonié.

Au seuil de l'annexe de la Faculté, M. Paul Strauss a été reçu par le Doyen, M. Sigalas, qui avait à ses côtés M. Gayon, Doyen honoraire de la Faculté des sciences, représentant M. le Ministre de l'Instruction publique; M. le Professeur Bergonié et les Maîtres de la Faculté.

Aux premiers rangs, on remarquait : MM. Arnault, Préfet; Philippart, Maire; le Général Modelon, représentant M. le Général en chef, absent; Jos. Maxwell, Procureur général; Coste, Directeur du Service de santé; Bellot, Directeur de l'École de santé navale; Ch. Gruet, ancien Maire, Vice-Président de la Commission des hospices; Ch. Cazalet; Cirot, Doyen de la Faculté des lettres; le Professeur Pousson, Vice-Président du Conseil général; Billecard, Secrétaire général; Mmes Wallerstein et Gounouilhou, et de nombreux

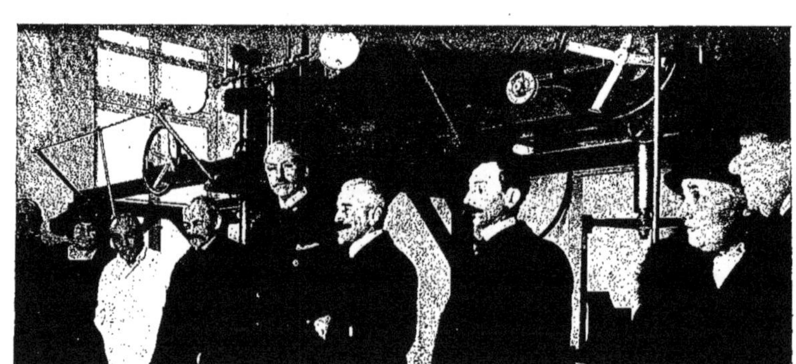

PENDANT LA VISITE DES LOCAUX.

membres de l'Association de la lutte contre le cancer; les membres du Conseil général, de la Municipalité, de la Commission administrative des hospices, etc.

M. le Doyen Sigalas adresse à M. Paul Strauss les paroles suivantes :

ALLOCUTION DE BIENVENUE DE M. LE DOYEN SIGALAS

MONSIEUR LE MINISTRE,

J'ai l'honneur de vous souhaiter une respectueuse et cordiale bienvenue, au nom de la Faculté de médecine et de pharmacie de Bordeaux.

Fidèle à la promesse que vous nous avez faite le 28 avril dernier, vous voulez bien venir aujourd'hui inaugurer, à Bordeaux, le premier centre régional de lutte contre le cancer, organisé près la Faculté suivant votre désir et suivant vos idées, par notre cher et éminent collègue, votre ami le Professeur Bergonié.

Je vous dirai, dans un instant, toute notre gratitude — mais, auparavant, pour la visite des services, permettez-moi de vous confier à celui qui a été le grand animateur de cette grande œuvre. Il lui revient en toute justice de vous faire les honneurs du nouvel organisme, prêt à entrer demain en plein fonctionnement puisque, par un arrêté paru au *Journal Officiel* du 11 février, vous avez nommé : comme directeur : M. le Professeur Bergonié; comme chefs de service : MM. les Professeurs Chavannaz et Sabrazès, de la Faculté de médecine, et M. le Professeur Foch, de la Faculté des sciences.

Visite des locaux du Centre de lutte
contre le Cancer

Le centre régional de lutte contre le cancer est rattaché au point de vue budgétaire à la Faculté de médecine de Bordeaux, mais il constitue un organisme distinct, autonome, dépendant du ministère de l'Hygiène, de l'Assistance et de la Prévoyance sociales.

Ce n'est pas seulement pour Bordeaux et le département de la Gironde que ce centre est constitué. Il a actuellement reçu l'adhésion de huit départements : Basses-Pyrénées, Landes, Gers, Lot-et-Garonne, Dordogne, Charente-Inférieure, Charente. Celui des Hautes-Pyrénées s'est inscrit le premier.

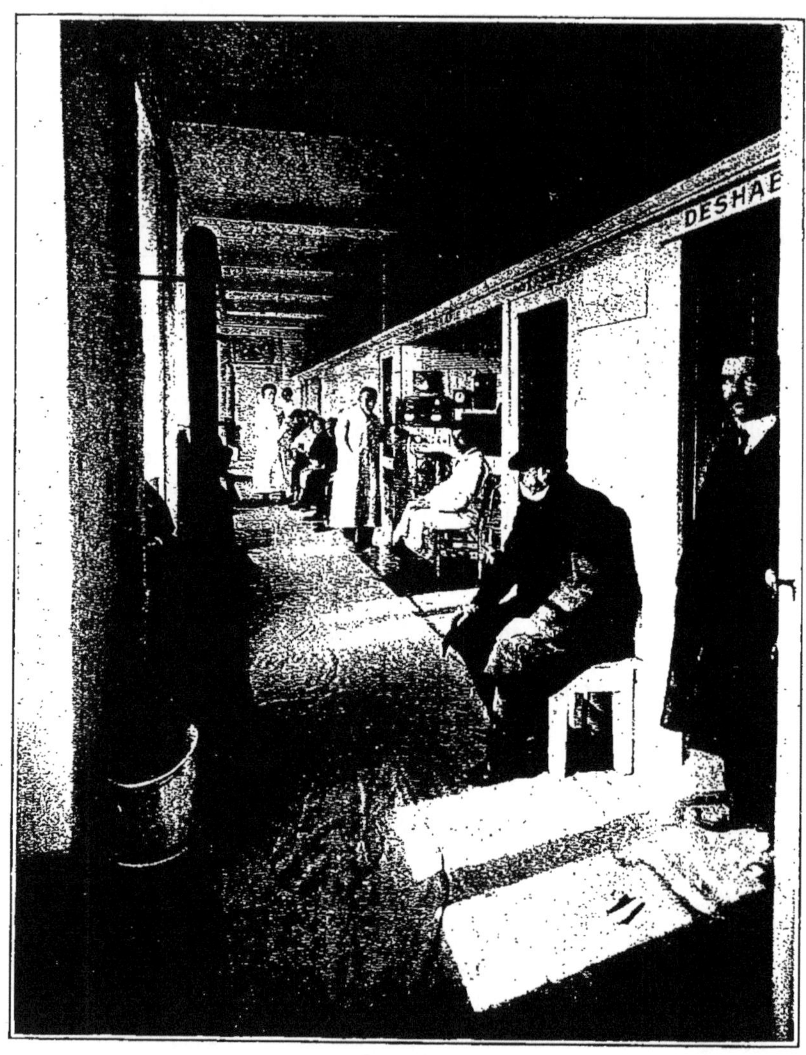

LE COULOIR SERVANT DE SALLE D'ATTENTE AUX CONSULTANTS
AVEC LES POSTES DE COMMANDE DE RADIOTHÉRAPIE PÉNÉTRANTE.
PLAFOND ET PAROIS DE PLOMB.

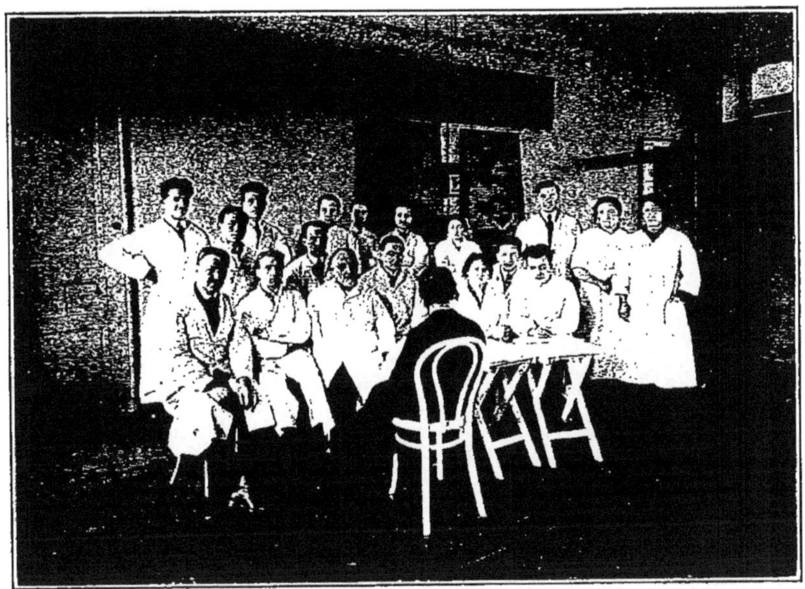

LA CONSULTATION.

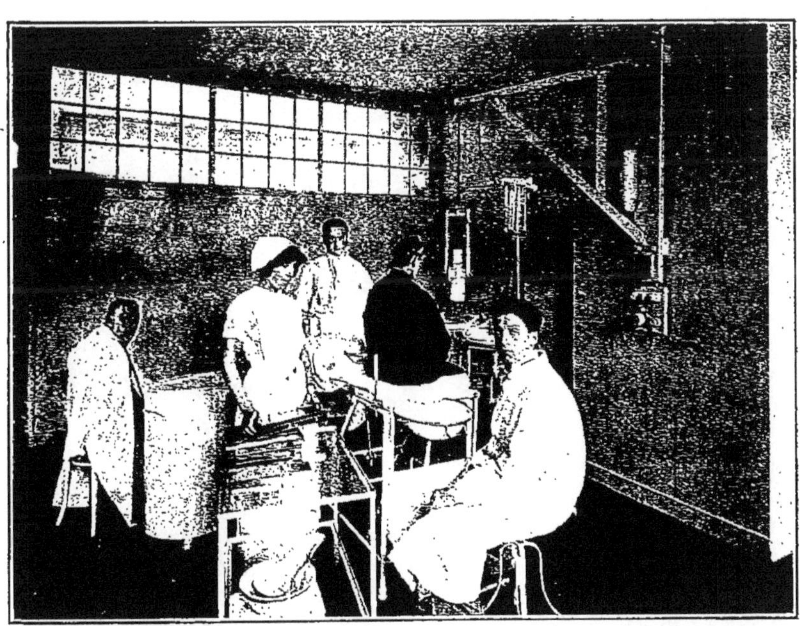

SALLE D'EXAMENS GYNÉCOLOGIQUES ET DE PETITES OPÉRATIONS,
POSE DE RADIUM, ETC.

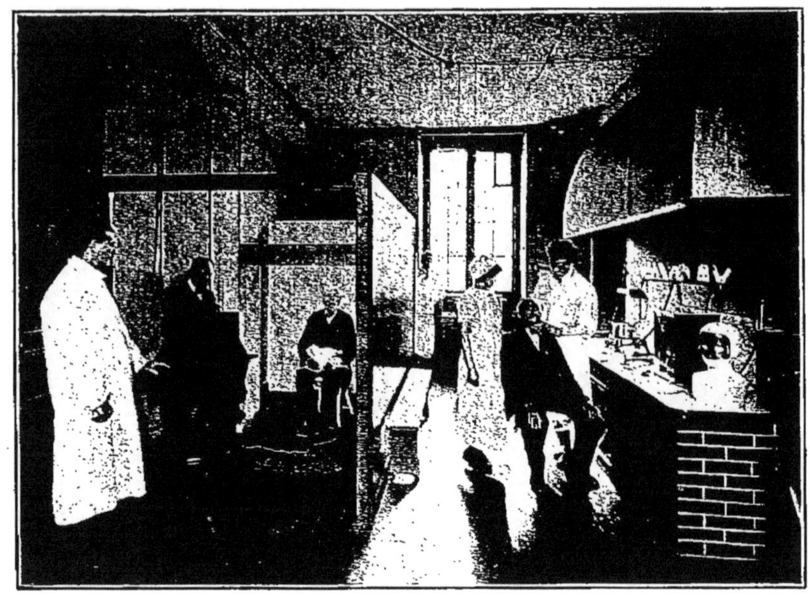

SALLE DE PHOTOGRAPHIE A GAUCHE.
SALLE DE MOULAGE A DROITE.

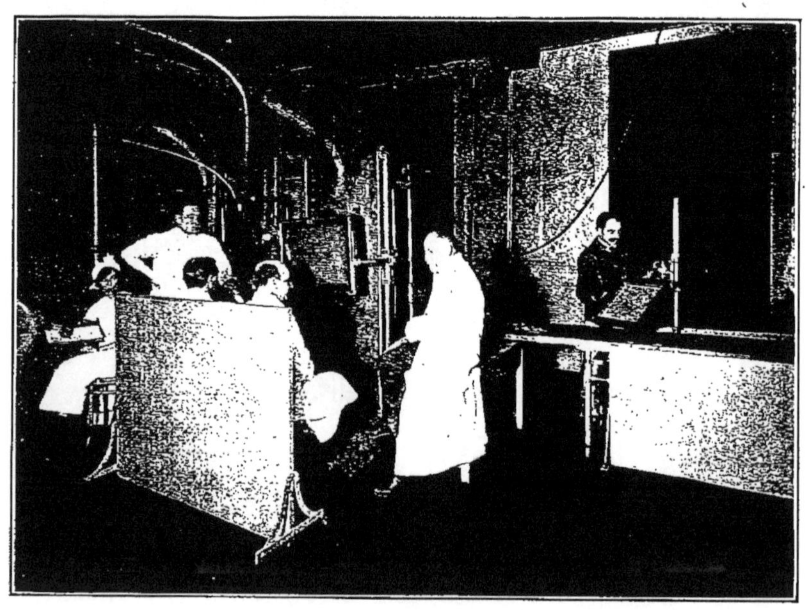

SALLE DE RADIOSCOPIE.

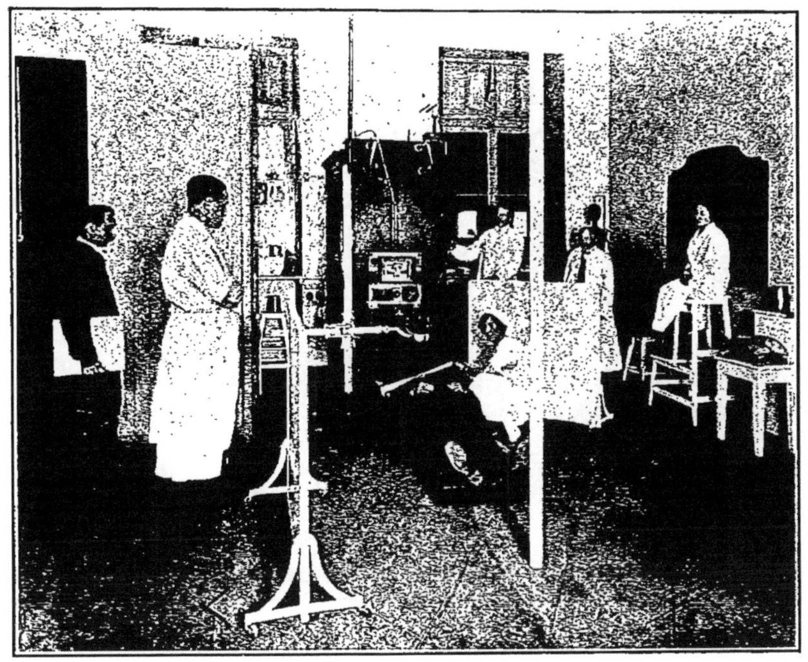

SALLE DE RADIOGRAPHIE.

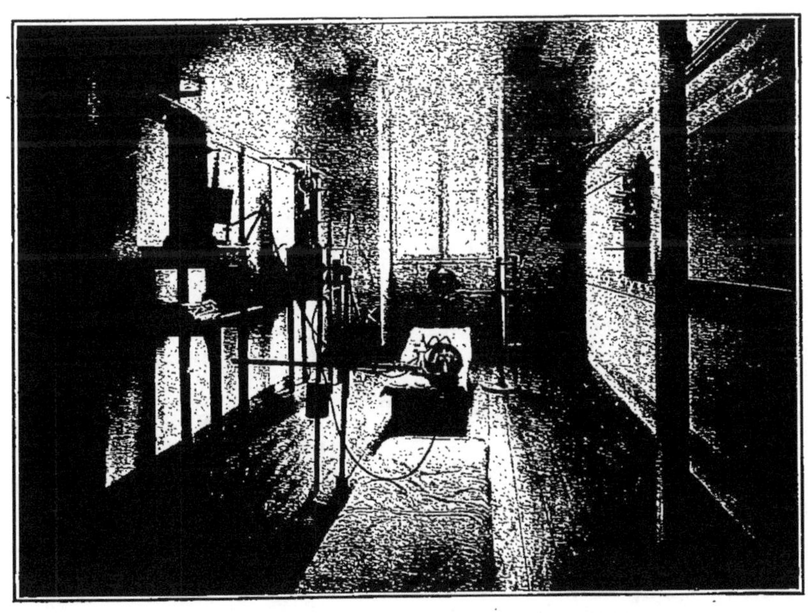

SALLE DE RADIOTHÉRAPIE SEMI-PÉNÉTRANTE ET SUPERFICIELLE
APPAREIL STANDARD (25 CENTIMÈTRES D'ÉTINCELLE)
ET BÉBÉ COOLIDGE (15 CENTIMÈTRES D'ÉTINCELLE).

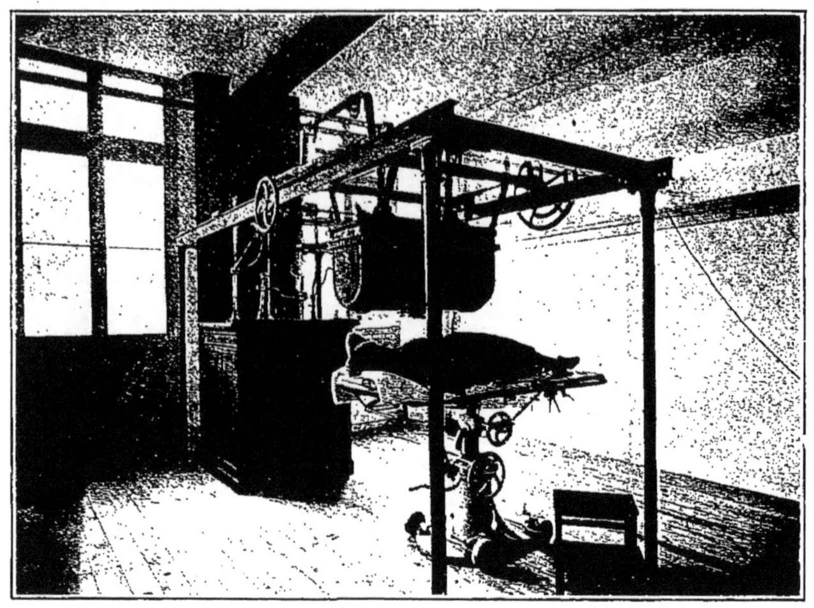

L'APPAREIL Nº 3 DE LA MAISON GAIFFE-GALLOT-PILON
AVEC SA CUVE A HUILE.

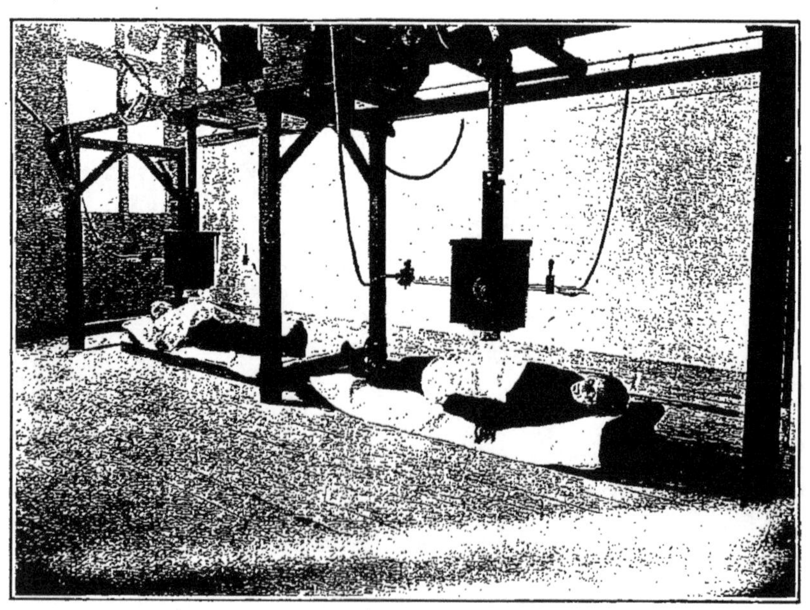

APPAREIL A DEUX TUBES DE LA MAISON CASEL.

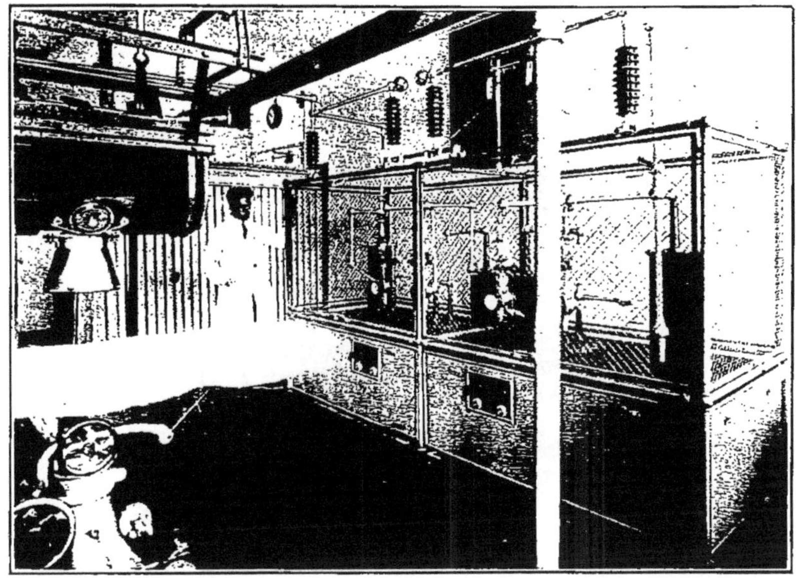

L'APPAREIL DE RADIOTHÉRAPIE PÉNÉTRANTE A TENSION CONSTANTE DE GAIFFE, AVEC PAROIS DE PROTECTION SUR LE COULOIR (5 CENTIMÈTRES DE GALERIE).

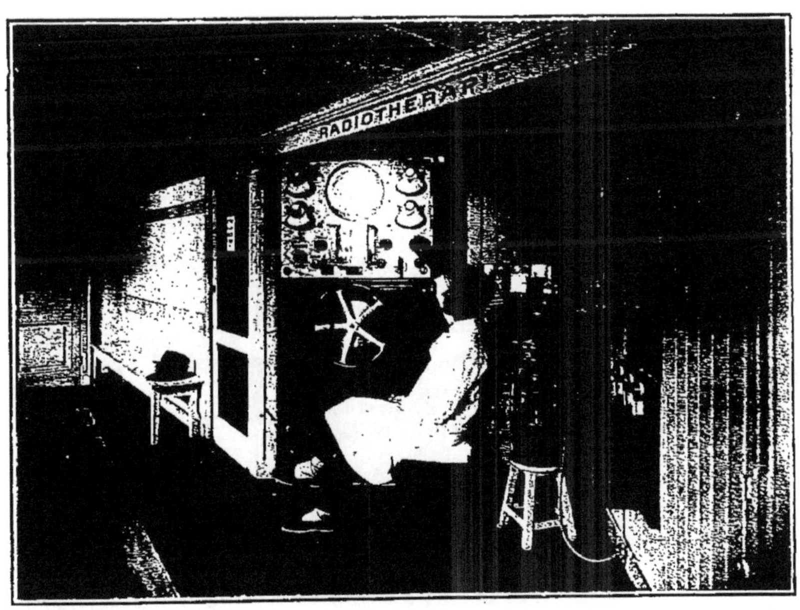

POSTE DE COMMANDE DE L'APPAREIL A TENSION CONSTANTE ET DE L'APPAREIL CASEL.

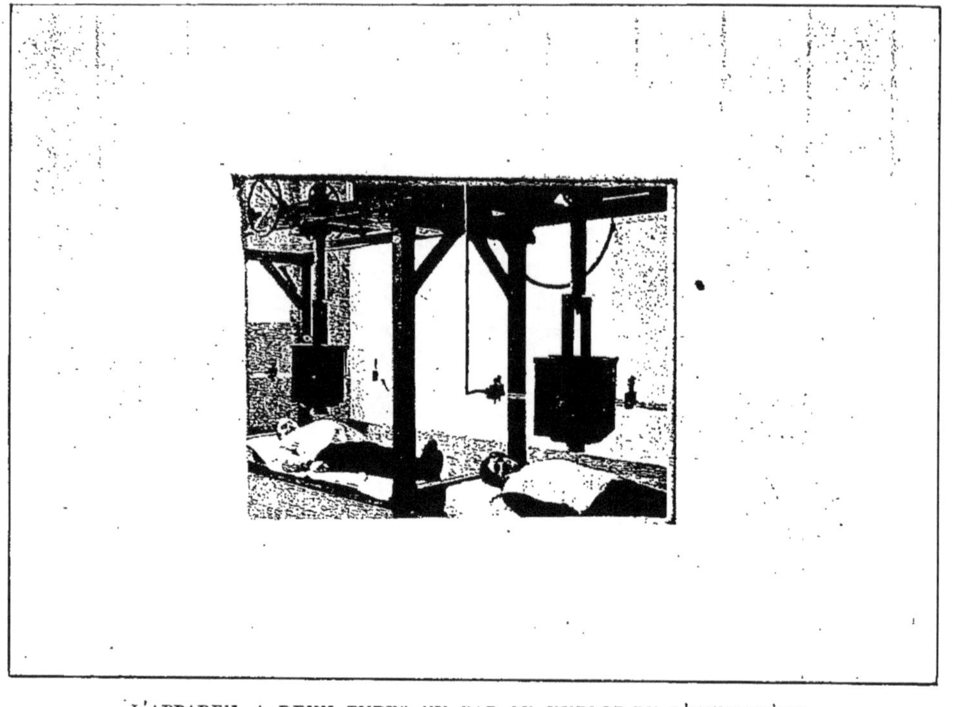

L'APPAREIL A DEUX TUBES VU PAR LE HUBLOT DE L'INFIRMIÈRE.

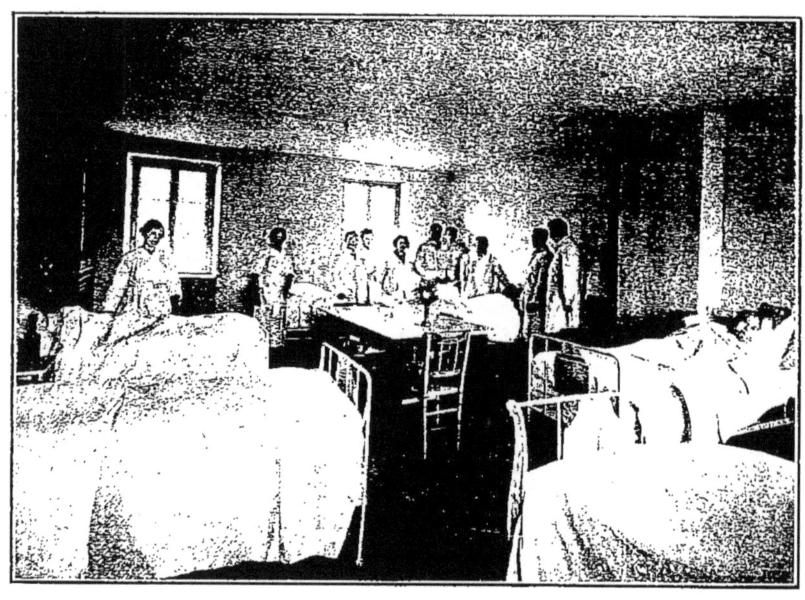

PETITE SALLE DE FEMMES
POUR MALADES PENDANT LES APPLICATIONS DE RADIUM.

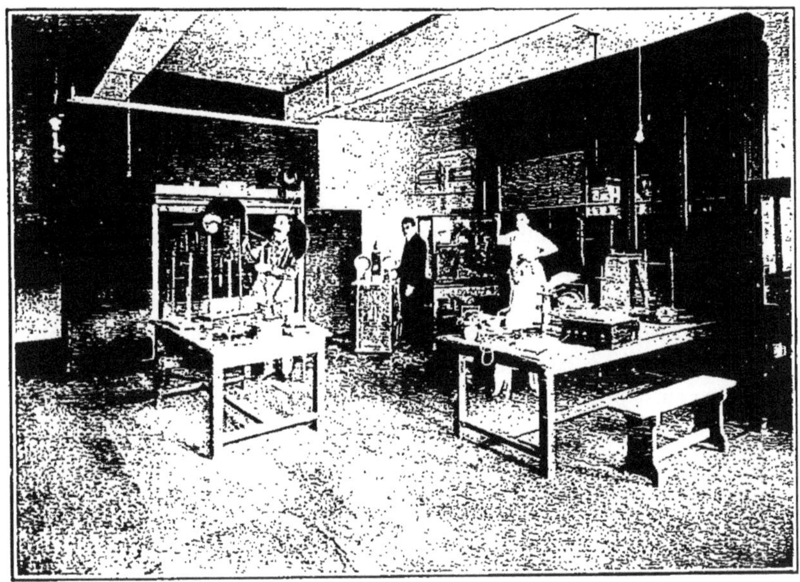

SALLE DE RECHERCHES DE HAUTE TENSION
ET DE MESURES ÉLECTRIQUES.

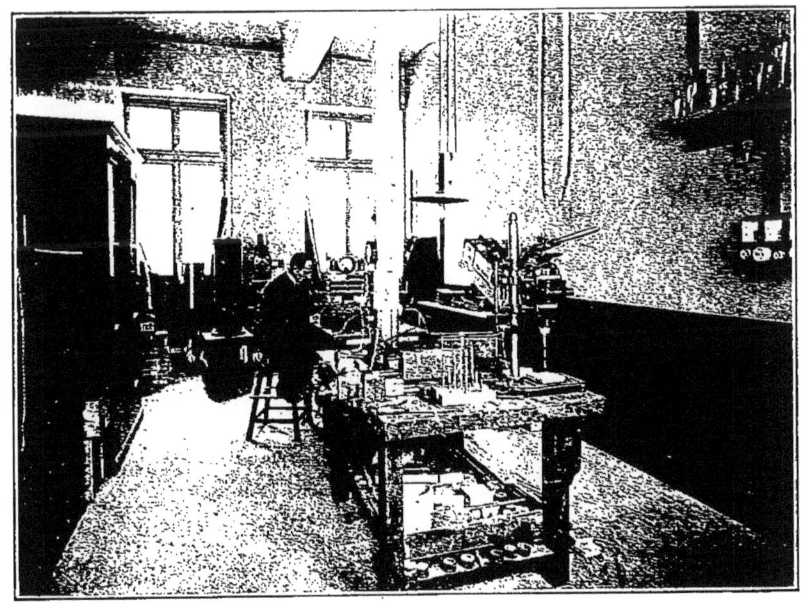

ATELIER.

Le Ministre a été émerveillé de l'œuvre réalisée en quelques jours. Les vieux locaux où la science « moisissait » depuis quarante ans et que, il y a quelques mois, dans une manifestation officielle, on qualifiait de « taudis scientifique », sont transformés en salles claires, où apparaissent les derniers perfectionnements d'appareillage pour la radiothérapie à haute tension. Nous reviendrons ultérieurement sur cette organisation remarquable et en donnerons la description en détail.

Disons simplement qu'on y retrouve l'application des « principes d'après lesquels doit être organisé un Centre régional de lutte anticancéreuse, pour pouvoir être reconnu par le Ministre de l'Hygiène, et être susceptible de recevoir ses subventions ». Ces principes, nous devons les rappeler comme préface en quelque sorte à la manifestation de ce jour, car ils ont été présentés par le Professeur Bergonié lui-même à la Commission pour la lutte contre le cancer et adoptés, par elle, à l'unanimité. Les voici :

Le Centre régional=type de lutte anticancéreuse.

SIÈGE. — *La ville importante dans laquelle sera organisé le Centre régional de lutte anticancéreuse devra être le siège d'une Faculté ou d'une École de médecine.*

Il est, en effet, aussi indispensable que ce centre soit, en même temps qu'un centre d'assistance et de traitement, un centre d'*enseignement* et de *recherches*. Il faut que les étudiants, futurs médecins praticiens, soient instruits du cancer, qu'ils sachent le dépister, car c'est dans le diagnostic précoce que réside la plus grande efficacité des moyens de traitement.

C'est aussi dans le personnel de la Faculté ou École de médecine, que l'on trouvera, sans qu'il soit créé aucun emploi nouveau, les compétences nécessaires dont le faisceau ne pourrait être cherché utilement dans un autre milieu (voir plus loin Personnel). Enfin, ce centre doit être un centre de recherches, c'est-à-dire apporter sa contribution à la connaissance plus profonde et plus claire de l'étiologie, de la nature et de l'évolution du cancer. Un tel centre de recherches ne peut exister pratiquement que dans un milieu adéquat. Dans les régions, les Facultés et Écoles de médecine constituent le meilleur milieu de recherches.

Locaux. — *Pour fonctionner aussitôt que possible, le centre de lutte anticancéreuse ne doit pas attendre, pour s'organiser, la construction de nouveaux locaux indépendants.*

On peut et on doit trouver à l'hôpital, dans les laboratoires de physique médicale de la Faculté, dans les locaux annexes de la clinique chirurgicale ou parmi tous les autres locaux appartênant à l'École ou à la Faculté et même à une Administration des hospices désirant participer à la lutte anticancéreuse, de quoi loger les appareils de radiothérapie profonde et de radiumthérapie, ainsi que les locaux annexes : salle d'attente, salle d'examen des pièces, hospitalisation de quelques rares malades, etc..

Hospitalisation. — *L'hospitalisation sera la chose la moins importante.*

Il ne faut pas qu'un centre de lutte anticancéreuse devienne un hospice d'incurables. Tout malade pour lequel on aura reconnu l'impuissance des moyens thérapeutiques actuels devra être renvoyé du centre vers les fondations *ad hoc* (Calvaire ou autre), pour ne pas occuper la place d'un cancéreux guérissable ou améliorable. D'ailleurs, la plupart des clients du Centre anticancéreux devront être des ambulants et le centre fonctionnera surtout comme dispensaire.

Nombre minimum de lits : 20 d'abord.

Instrumentation, Radium, Radiothérapie profonde, Chirurgie. — *Le centre de lutte anticancéreuse doit être pourvu des instruments de cure physique par les courtes longueurs d'ondes les plus perfectionnés.*

Il recevra à la consultation le plus grand nombre possible de malades, donnera le plus grand nombre possible de séances de traitement radio et radiumthérapique, fera rapidement les interventions palliatives ou curatives, et renverra les malades ainsi traités dans leur milieu et leur famille, pour les rappeler, à une époque fixée par le Directeur du centre ou ses assistants.

Il doit comprendre pour les centres de moyenne importance, trois appareils de radiothérapie profonde, fonctionnant à 200.000 volts au moins, pourvus de tous les appareils de protection et de sécurité. L'installation de ces appareils doit être telle qu'ils ne puissent mettre en danger la santé des infirmiers, infirmières ou médecins appelés à les faire fonctionner même d'une façon continue et toute la journée.

La dotation en radium de chacun de ces centres doit être, au minimum, de 200 milligrammes de radium élément. Avec ce chiffre minimum, le fonctionnement du début du centre sera seul assuré; il ne pourra plus l'être lorsque les cancéreux afflueront pour venir y chercher le soulagement constaté chez d'autres.

Toutes les ressources de la chirurgie devront pouvoir être utilisées. Il sera nécessaire que les malades puissent être opérés soit dans le centre chirurgical annexé — soit renvoyés pour intervention dans le service chirurgical d'où ils proviennent.

PERSONNEL. — *Le personnel du centre de lutte anticancéreuse pourra facilement être recruté parmi les corps enseignants de la Faculté ou de l'Ecole de médecine de la ville où sera organisé le centre de lutte anticancéreuse.*

1º Un clinicien et un anatomo-pathologiste fixeront, par un examen préalable, la nature du cancer à traiter;

2º Un chirurgien se chargera des interventions curatives ou palliatives qui se présenteront;

3º Un médecin électricien connaissant bien la radiothérapie profonde et la curiethérapie, aura la direction de ces applications;

4º Un physicien pourra apporter, d'une façon continue ou de temps en temps, ses conseils au fonctionnement des instruments de traitement et de mesure.

La direction du centre de lutte anticancéreuse appartiendra à l'une ou l'autre de ces compétences, sans que cette direction puisse diminuer en rien le poids des avis des collaborateurs appelés en consultation, dans les cas difficiles.

Le personnel auxiliaire (électricien, infirmiers ou infirmières) sera choisi avec discernement et particulièrement éprouvé, leur rôle étant d'autant plus important qu'ils devront manier des instruments puissants, fragiles et coûteux.

BUDGET DU CENTRE DE LUTTE ANTICANCÉREUSE. — *Dépenses d'organisation et d'installation : 400.000 francs. Dépenses annuelles : 50.000 francs.*

Les dépenses d'un centre de lutte anticancéreuse se divisent en deux parties : une première mise de fonds pour l'achat des instruments de radiothérapie profonde, de la quantité de radium-élément nécessaire, d'autres appareils accessoires, tels que ionomètre et appareils de mesure, aménagement des locaux; la seconde partie des dépenses constituant le budget annuel du centre de lutte anticancéreuse.

Dans l'état actuel du marché des appareils de radiothérapie profonde et du prix du milligramme de radium-élément, il ne faut pas compter moins de 400.000 francs pour le premier achat des appareils et la dotation en radium-élément du centre à créer.

Il restera encore l'aménagement des locaux dont le coût variera dans chaque cas particulier.

A l'Amphithéâtre de la Faculté.

La visite terminée, l'assistance s'est réunie dans l'amphithéâtre sous la Présidence du Ministre, qui avait à ses côtés MM. le Doyen Sigalas, le Professeur Bergonié, les autorités précédemment citées et deux maîtres venus spécialement à Bordeaux pour prendre part à cette cérémonie : M. le Professeur Proust, fils du grand hygiéniste et lui-même Professeur agrégé à la Faculté de médecine de Paris, qui a organisé dans cette ville le premier centre de lutte contre le cancer avec des moyens modernes, et M. le Doyen Abelous, de la Faculté de médecine de Toulouse.

M. le Doyen Sigalas s'adresse à M. le Ministre dans les termes suivants :

ALLOCUTION DE M. LE DOYEN SIGALAS

Monsieur le Ministre,

L'année scolaire 1921-1922, qui vient de se terminer, a pu être marquée de trois cailloux blancs par la Faculté de médecine et de pharmacie de Bordeaux :

Le 4 décembre 1921, M. Léon Bérard, Ministre de l'Instruction publique, est venu présider l'inauguration du monument dédié aux élèves et anciens élèves de notre Maison, morts glorieusement pour la Patrie, au cours de la Grande Guerre;

Le 1er avril 1922, c'est M. Alexandre Millerand, Président de la République, qui, après la réception de l'Université, visita nos laboratoires et nos nouveaux bâtiments. Il voulut bien nous

promettre son haut appui à l'effet d'obtenir pour nos maîtres des
moyens matériels et des installations dignes de leur science et de
leur labeur;

Le 28 avril, enfin, nous avions l'honneur de recevoir, en votre
personne, le Ministre de l'Hygiène, de l'Assistance et de la Prévoyance
sociales : en même temps que vous preniez un premier contact
officiel avec les œuvres sociales bordelaises, vous veniez étudier,
dans le service de votre ami le Professeur Bergonié, les bases d'une organisation pratique et scientifique de la lutte contre le cancer. A cette occasion, Monsieur le Ministre, vous avez bien voulu, vous aussi, vous rendre compte, sur place, des grands sacrifices consentis par la Ville pour l'achèvement de nos laboratoires et nous accorder votre concours, pour obtenir de l'État les subventions suffisantes pour

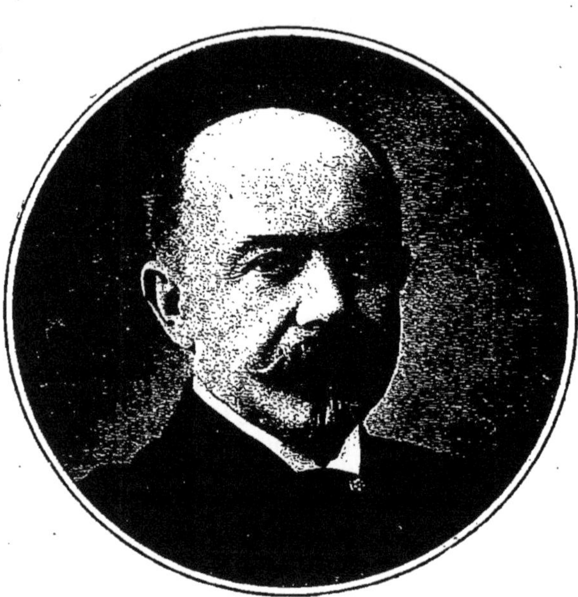

M. LE DOYEN SIGALAS

permettre à l'Université de s'acquitter de la dette contractée vis-
à-vis de la ville de Bordeaux.

Aucun de ces puissants appuis ne nous a fait défaut et nous avons
été heureux d'apprendre que, sur les 2 millions portés au chapitre
100 du budget général de l'exercice 1923 affecté aux constructions
et installations nouvelles dans les Universités, 800.000 francs ont
été attribués à l'Université de Bordeaux pour l'achèvement de la
Faculté de médecine.

.Cette somme ne sera pas encore tout à fait suffisante pour que la
Ville puisse être couverte de la part des dépenses engagées qui in-
combe à l'État et à l'Université. Aussi, Monsieur le Ministre, en vous
remerciant bien vivement de ce que vous avez déjà fait, nous vous

prions instamment de nous continuer votre précieux patronage pour que ces crédits indispensables, déjà votés par la Chambre, soient intégralement maintenus et votés par le Sénat.

A cette même date du 28 avril 1922, je saluais, ici-même, à vos côtés, M. le Sénateur Vayssière, alors plein de vie; il était animé d'une ardeur généreuse pour défendre toutes les bonnes causes et il était le grand ami de l'Université de Bordeaux.

Un accident aussi brutal que stupide l'a ravi à notre estime et à notre affection.

Permettez-moi, Monsieur le Ministre, d'adresser à la mémoire de cet « homme de bien », l'hommage ému de notre reconnaissance et de nos regrets.

En créant aujourd'hui, près la Faculté de médecine et de pharmacie de Bordeaux, le premier centre régional de lutte anticancéreuse, vous venez d'acquérir de nouveaux droits à notre gratitude et je vous prie d'en trouver ici l'expression bien sincère.

Ce sera votre honneur, Monsieur le Ministre, d'avoir entrepris et d'avoir réussi à organiser, dans toute la France, une lutte systématique contre cette terrible maladie, dont les ravages vont sans cesse croissant dans tous les pays du monde et qui devient un véritable fléau social, au même titre que la tuberculose, la syphilis, l'alcoolisme et la mortalité infantile.

Dans notre tribut de reconnaissance, je m'en voudrais d'oublier M. le Préfet Arnault, le distingué et dévoué Président de la « Fédération départementale des œuvres de préservation et de conservation de la race », toujours sur la brèche quand il s'agit de bienfaisance et de solidarité. Il a fait allouer par le Conseil général de la Gironde la somme de 40.000 francs prise sur les fonds, dits du ravitaillement, à la Clinique d'électricité médicale du Professeur Bergonié, et il vous a transmis, en l'appuyant de l'avis le plus favorable, notre demande de subvention sur les fonds du Pari mutuel, qui vient — nous savons grâce à qui, Monsieur le Ministre — d'aboutir à une allocation de 100.000 francs à la Faculté pour un nouvel achat de radium.

Je ne puis oublier non plus M. Philippart, le patron social modèle, devenu notre très cher « maire social », de qui le cœur si généreux s'ouvre toujours à l'appel de la misère et de la souffrance humaines.

Dès le 1er août 1922, avec notre vénéré Maître, le Professeur Arnozan, dont les nobles vertus forcent le respect et l'admiration de tous, il a fait voter par le Conseil municipal, sur le rapport du Professeur Moure, une somme de 211.300 francs pour l'acquisition de 150 milligrammes de radium destiné à la Clinique d'électricité médicale de la Faculté, en vue du traitement curiethérapique des malades indigents.

Nos remerciements vont encore à M. Charles Gruet et à la Commission administrative des Hospices civils qui subventionne depuis de nombreuses années notre Clinique d'électricité médicale et qui, sur notre demande, et par délibération du 19 janvier dernier, vient d'attribuer quinze lits à cette clinique en vue de l'organisation de la lutte anticancéreuse.

C'est enfin un agréable devoir pour moi d'exprimer notre gratitude à tous ceux qui ont bien voulu répondre à notre appel et nous apporter une marque de leur sympathie en assistant à cette séance d'inauguration — et tout particulièrement à M. le Doyen honoraire Gayon, délégué de M. le Ministre de l'Instruction publique; à M. le Professeur agrégé Proust, chirurgien des hôpitaux de Paris, Chef du centre anticancéreux de l'hôpital Tenon; à mon excellent collègue et ami le Professeur Abelous, Doyen de la Faculté de médecine de Toulouse, qui représente M. le Recteur Dresch, retenu à Paris en même temps que notre nouveau Recteur M. Dumas, par la réunion de la Commission consultative des Recteurs.

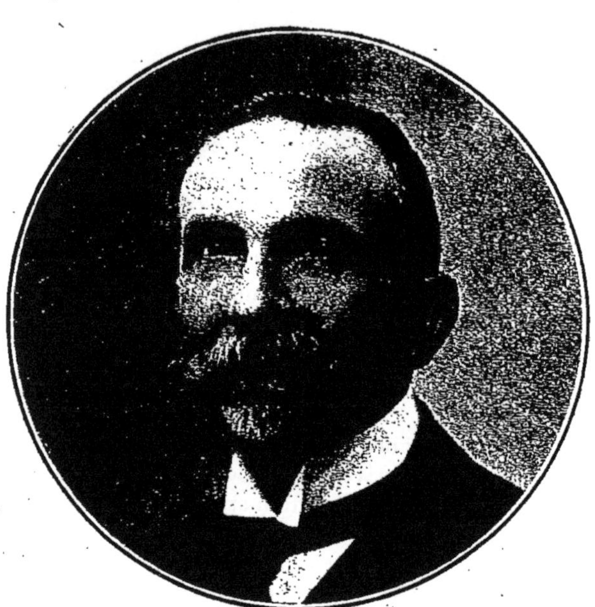

M. LE PROFESSEUR CHAVANNAZ.

Dans la visite que vous venez de faire de *votre* premier « Centre régional de lutte contre le cancer », vous avez pu vous rendre compte, Monsieur le Ministre, que vos idées directrices ont été fidèlement suivies et que, même dans les locaux insuffisants que nous avons pu mettre à la disposition de M. le Professeur Bergonié, rien de fondamental n'a été négligé par lui pour assurer le bon fonctionnement et l'essor rapide du nouveau service :

A côté des *deux salles de malades*, trop exiguës, hélas ! les vastes pièces réservées à la radiothérapie profonde et à la radiumthérapie où, sous la haute direction du Professeur Bergonié, pourront être précisées et mesurées, avant l'application, la nature et la dose des rayons curateurs adaptés à chaque cas en particulier; la *salle de chirurgie* où notre distingué collègue le Professeur Chavannáz pratiquera les petites interventions nécessaires et où seront délimitées, pour le traitement de chaque malade, la part qui revient à la thérapeutique chirurgicale et celle réservée à la thérapeutique radiante; le *laboratoire d'anatomie pathologique*, où notre savant collègue le Professeur Sabrazès précisera le diagnostic des tumeurs, en même temps qu'y seront poursuivies les études ayant pour objet la découverte, depuis si longtemps attendue et cherchée, de l'agent pathogène, cause première de la cancérisation. Enfin, le *laboratoire d'électricité à haute tension*, où notre jeune collègue de la Faculté des sciences le Professeur Foch, spécialiste en la matière, expérimentera les machines de plus en plus puissantes utilisées en radiothérapie pour combattre la terrible « anarchie cellulaire », par laquelle les tumeurs cancéreuses se développent outre mesure et s'étendent jusqu'aux organes vitaux pour entraîner fatalement la mort de l'organisme tout entier, à moins qu'une exérèse précoce n'extirpe l'agent perturbateur, ou qu'une irradiation opportune, par des rayons X de pénétration voulue, ou par les rayonnements émanés du radium, n'arrive à détruire sur place les cellules envahissantes.

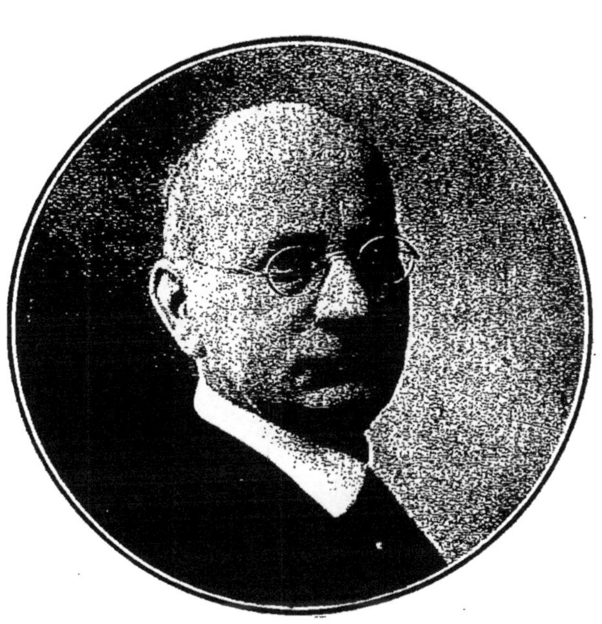

M. LE PROFESSEUR SABRAZÈS.

Certes, la cellule tumorale maligne s'est montrée jusqu'ici particuiièrement redoutable et singulièrement résistante. Mais n'est-il pas permis, en présence des résultats acquis dans les vingt dernières années, d'espérer en triompher, un jour plus ou moins proche, soit en utilisant les rayons X ultra-pénétrants, engendrés par les électrons animés de vitesses formidables, fournis par les nouvelles ampoules à haute tension, soit à l'aide des radio-éléments, dont la désintégration atomique libère, sous forme de rayonnements divers de mieux en mieux connus, d'énormes quantités d'énergie ?

En présence de la complexité des questions à résoudre dans la recherche des causes et dans le traitement du cancer, la division du travail est devenue de plus en plus nécessaire et l'on peut dire que, le long de la route qui reste à parcourir, le progrès viendra d'autant plus vite

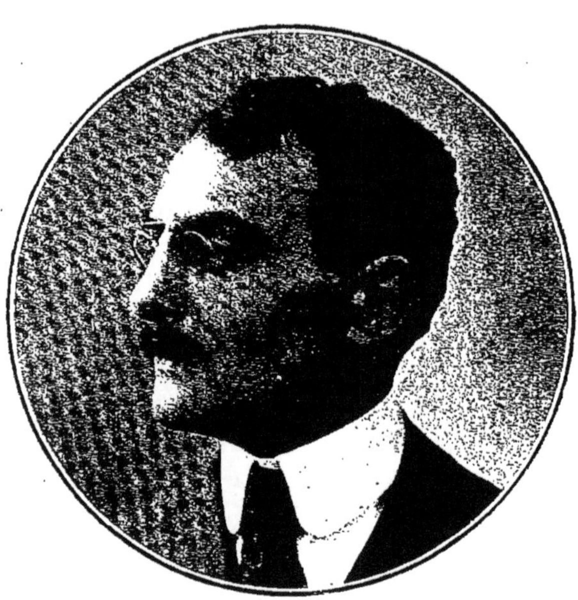

que sera plus intime la collaboration du physicien, du biologiste, du médecin et du chirurgien.

C'est pour avoir ainsi compris l'ensemble du problème du cancer et pour avoir conçu en conséquence le plan d'organisation des centres de lutte anticancéreuse, à la fois centres de traitement, centres de recherches et centres d'enseignement, que vous devez, Monsieur le Ministre, être bien vivement félicité.

C'est pour avoir réalisé le premier de ces centres à Bordeaux, dans le service de Clinique d'électricité médicale créé il y a quarante ans par le Professeur Bergonié, illustré par sa science, ennobli par son dévouement, glorifié par son héroïsme, que je vous renouvelle, au nom de la Faculté de médecine, l'expression de notre plus profonde reconnaissance.

Madame,

Par deux fois vous avez tenu à accompagner M. le Ministre dans ses visites à notre Faculté, marquant ainsi votre désir de vous associer à l'œuvre de haute philanthropie qu'il a voulu créer dans notre région du Sud-Ouest.

Nous sommes extrêmement sensibles à ce témoignage des sentiments généreux qui vous animent et nous vous prions de vouloir bien accepter ces fleurs comme un très respectueux hommage de ceux qui ont aujourd'hui le très grand honneur de vous recevoir.

Au nom de la Faculté, cependant qu'éclatent de multiples bravos, M. Sigalas remet à Mme Paul Strauss une splendide gerbe de roses.

M. Proust, au nom de la Faculté de médecine de Paris, parle en ces termes :

ALLOCUTION
DE M. LE PROFESSEUR AGRÉGÉ PROUST

Monsieur le Ministre,

M. le Doyen de la Faculté de médecine de Paris, qui espérait assister à cette imposante manifestation au nom de la Faculté de médecine, se trouvant retenu par les devoirs de sa charge, m'a délégué ici en son nom et m'a prié de le représenter.

Laissez-moi tout d'abord, Monsieur le Ministre, vous dire combien le corps médical tout entier vous est reconnaissant du merveilleux appui qu'il trouve constamment en vous, appui qui cherche à lui rendre plus aisée sa tâche de chaque jour. Aujourd'hui vous nous aidez à nous attaquer au problème redoutable du cancer. Pour cela c'est à vous qu'ira la reconnaissance de nous tous.

Vous me permettrez, Monsieur le Ministre, de me souvenir de tous les encouragements que m'a donnés le Professeur Bergonié, de tout ce qu'il a fait et de tout ce qu'il a été jusqu'ici pour moi, pour m'autoriser à m'adresser directement à lui.

Ces encouragements, mon cher maître, dont je parlais à M. le Ministre, vous nous les avez prodigués à tous, car vous êtes, comme le disait justement le doyen de la Faculté de médecine de Bordeaux, le grand *animateur* de la lutte contre le cancer, et c'est ainsi que vous couronnez votre œuvre de *bienfaisance scientifique*. Le bienfaisant, c'est celui qui fait le bien, et vous avez fait du bien à la science et par elle aux malades et aux souffrants.

Nous autres chirurgiens, nous nous souvenons toujours que c'est depuis votre communication de 1905 à l'Académie des sciences qu'a été couramment appliquée la radiothérapie à l'adénopathie bacillaire, donnant, par la perfection des guérisons, un inappréciable soulagement aux malades, et un résultat dont la chirurgie doit vous être profondément reconnaissante.

La chirurgie, qui est l'art de guérir les lésions que la pathologie externe a le devoir de nous aider à déceler, a besoin, pour connaître toutes les ressources thérapeutiques, d'être initiée à la physique.

Vous, maître physicien, et de tous temps adepte de la chirurgie, — n'êtes-vous pas dès l'origine membre de notre Association française de chirurgie? — vous avez fait l'union des deux sciences. Il n'est pas exagéré de dire que vous avez établi la base de toute radiothérapie chirurgicale en découvrant et énonçant, avec votre collaborateur Tribondeau, cette loi fameuse, qui n'a jamais été mise en défaut, et qui nous a révélé le pourquoi des réactions cellulaires sous l'action de la radiothérapie et les raisons de leurs variations.

Mais cette radiothérapie que vous avez justement prônée, vous vous êtes soigneusement attaché à définir les limites de son action.

Tel le mathématicien qui voulant s'élever de l'infiniment petit à la sommation des ensembles, prend bien garde de préciser dans quelles limites, de quel point à quel point, peut et doit se faire l'intégration, tel vous avez, dans l'application des lois physiques à la clinique, apporté la même rigueur.

D'un côté, vous montrez à l'Académie les bienfaits de la radiothérapie dans le traitement des tuberculoses locales, mais d'autre part, vous aviez montré le danger des irradiations excessives.

Cette critique des conditions dans lesquelles la thérapeutique est recommandable, jointe à l'exacte application des dangers d'une généralisation hâtive, vous a toujours empêché de tomber dans l'erreur de ceux qui, partis d'un point, cependant juste, veulent extrapoler à tort des relations dont la vérité n'est complète que dans certaines limites.

Ce génie de la mesure, cette qualité éminemment française qui, bien appliquée, est un sûr garant du triomphe, vous le possédez au plus haut degré. Il vous a dirigé dans vos merveilleuses recherches qui ont abouti à la réalisation de l'électro-vibreur, lequel a sauvé la vie à de si nombreux blessés, en permettant la facile et sûre extraction des projectiles dont ils étaient atteints.

Grand dans la guerre, il vous appartenait dans la paix de couronner une œuvre si féconde en vous mettant à la tête de la lutte contre le cancer.

C'est qu'aussi contre ce terrible fléau, la radiothérapie devient chaque jour plus puissante. Chaque jour en effet les progrès de la physique nous permettent d'obtenir des rayons dont les vibrations deviennent de plus en plus fréquentes. Elles gagnent ainsi en efficacité ; la sensibilité des cellules dans le cadre de la loi de Bergonié et Tribondeau semble s'accroître, et les effets sélectifs s'intensifier à mesure que la fréquence augmente et que la longueur d'onde diminue.

Nous voyons aujourd'hui les tumeurs cancéreuses fondre sous l'action de la radiothérapie qui, de plus en plus péné-

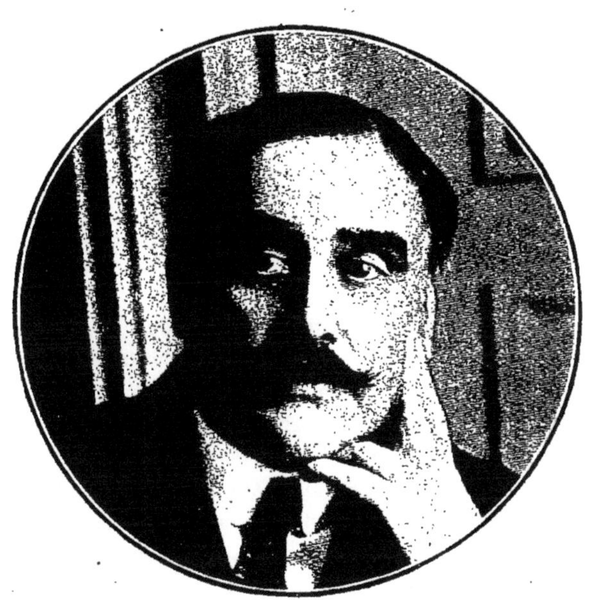

M. LE PROFESSEUR PROUST.

trante, se rapproche ainsi de l'action du radium avec lequel elle doit être indissolublement unie au point de vue thérapeutique, comme votre centre l'a réalisé et comme doivent le réaliser tous les centres anticancéreux.

L'union des méthodes thérapeutiques doit aller plus loin encore. Il vous appartenait, faisant la symbiose des compétences, de réaliser cette phalange d'élite où nous admirons aujourd'hui, avec le vôtre, les noms de Chavannaz, de Sabrazès, de Foch, et qui est le modèle d'une organisation supérieure.

Grâce à votre indomptable énergie, à l'incomparable appui d'un Ministre dont l'esprit juvénile et la robuste foi scientifique ont su triompher de tous les obstacles, vous avez gagné le bon combat, et non seulement ce centre, mais une pléiade de centres sélectionnés, va dans toute la France, sous l'égide du Ministère de l'Hygiène, lutter contre le plus terrible des fléaux sociaux.

Nous tous, Monsieur le Ministre, qui sommes appelés à unir nos efforts dans l'organisation de ces centres, nous vous disons merci.

Et vous, mon cher Maître, glorieux mutilé de la Science, à qui vous avez fait don d'une partie de vous-même, que vous avez sciemment sacrifiée en pâture aux rayons sauveurs pour les autres, après le succès de cette grande œuvre, vous nous apparaissez comme celui que nous avons le droit d'ovationner, comme l'a fait le Congrès de chirurgie tout entier, en vous saluant du nom de Maître en science, Maître en courage, Maître en humanité.

REMERCIEMENTS DE M. LE PROFESSEUR BERGONIÉ

M. Bergonié exprime sa gratitude : au Ministre d'abord, qui a bien voulu lui faire le très grand honneur de venir présider cette inauguration du premier Centre régional contre le cancer, étudié selon ses directives, organisé sous son amicale pression, réalisé enfin grâce à son appui.

A M. le Doyen Sigalas, qui a si bien aplani toutes les difficultés matérielles et administratives et, sans tarder, a donné les locaux, en déménageant hâtivement son propre laboratoire.

A M. Arnault, Préfet de la Gironde, qui, d'une caisse inconnue, a tiré les subsides nécessaires, mais surtout immédiats, qu'il fallait, cela avec une bonne grâce reconnue de tous.

A M. Philippart, Maire de Bordeaux, — le Maire social modèle — qui, pour faire aboutir à Bordeaux la lutte efficace que nous entreprenons, nous a apporté à la fois la bonne volonté du Maire (220.000 fr. !) et le dévouement du Président de notre Association privée contre le cancer, que nous fondons aujourd'hui.

A mon ami le Professeur Proust, qui voit mes mérites à travers le verre très grossissant de son affection, aussi bon physicien que grand chirurgien, chose tout à fait remarquable et rare, qui s'est *décentralisé* pour venir ici aujourd'hui.

Il rappelle brièvement l'historique de la création du premier laboratoire hospitalier d'électricité médicale, en 1883, dans le service de M. le Professeur Pitres. Il devint presque aussitôt autonome, grâce à un administrateur éclairé des hospices, le vice-président

de la Commission administrative d'alors, le Dr Levieux. C'est
dans une ancienne cabine de bain désaffectée que fut d'abord
installé le nouveau service ! Mais il grandit vite ; la cabine de bain
fut trop petite. L'Administration des Hospices, généreuse, lui donna

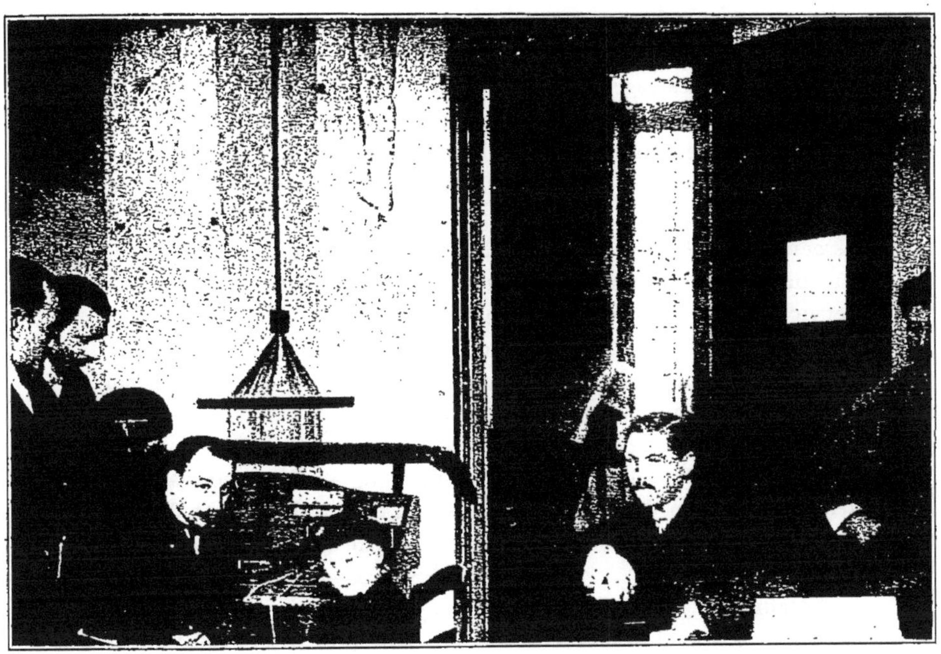

LA CLINIQUE D'ÉLECTRICITÉ MÉDICALE
DE LA FACULTÉ DE MÉDECINE DE BORDEAUX (1882-87).

la moitié du cabinet du Dr Paul Delmas, chef des deux services
(Voir la figure.)

C'est également dès le commencement de l'année 1896 que
furent faites, à l'hôpital Saint-André, avec les appareils de Crookes,
appartenant à la Faculté de médecine, les premières radiographies
et l'on peut dire que là aussi fut organisé l'un des tout premiers
services de radiographie hospitalier.

Il ne peut pas dire lui-même ce que fut la radiothérapie hospi-
talière, ajoutée à tous ces services, mais c'est là aussi que furent
entreprises les premières recherches, avec, comme collaborateur,
le grand histologiste qu'était Tribondeau, sur « l'action des

rayons X sur les glandes génitales » (1906-1909). C'est là que furent, dès cette même époque, traités des cancéreux de plus en plus nombreux, et que furent obtenues quelques guérisons qui datent aujourd'hui de près de vingt ans.

Il rend hommage : d'abord, au Conseil général de la Gironde, qui a été le premier à subventionner ce service hospitalier et à en faire un service départemental, et, à ce sujet, il évoque, lui aussi, la mémoire du très regretté Sénateur M. Vayssière ; à la Faculté de médecine qui a, pendant plus de quarante années, fourni gracieusement tous les instruments d'électricité médicale à l'administration des Hospices — c'est-à-dire aux malades hospitalisés, — aussi bien qu'aux pauvres et aux indigents venus de la ville, du département de la Gironde, des départements voisins ; qui a fourni, sans aucune rémunération supplémentaire, non seulement le chef de service, mais encore des assistants, des chefs de clinique, des préparateurs, tous animés à la fois de l'esprit de recherche et du sentiment de pitié qui font, par leur rapprochement, le médecin complet, celui qui sait et celui qui guérit.

S'il a eu quelquefois des divergences avec l'administration des Hospices, et même d'un caractère assez aigu, — c'était un gage de ferme conviction des deux côtés ! — cela tient à des points de vue différents, chacun cherchant à sa manière le plus de bien à faire aux malheureux.

Aujourd'hui, tout cela est du passé. C'est l'avenir qu'il faut voir. Ce sont les nouvelles méthodes dont il faut préparer l'évolution et le perfectionnement ; pour cela, aucune divergence ne peut plus exister. Aussi n'a-t-il que des remerciements à adresser à la Commission actuelle des Hospices qui, en quelques jours, a organisé de petites salles de malades, bien insuffisantes certainement et qui doivent l'être de plus en plus, mais montrant déjà que l'union est complète entre tous ceux qui veulent ici lui apporter les appuis et les crédits sans lesquels le premier Centre régional contre le cancer de France n'aurait pu être organisé, ni remplir la mission qui lui est dévolue.

Le Ministre a répondu par une fort belle allocution dans laquelle il a affirmé l'union de toutes les forces pour combattre le cancer et il a félicité, en son nom et au nom du Ministre de l'Instruction publique, le Professeur Bergonié, « dont la vaillance et l'héroïsme doivent être cités en exemple. »

Remise des Médailles.

Avant de quitter la Faculté, le Ministre a remis la médaille d'or de la Prévoyance sociale à MM. Arnault, Préfet; F. Philippart, Maire; Ch. Cazalet, Président de l'Office départemental; Jules Larrue, trésorier des œuvres sociales; Camille Descas, Président de la Caisse d'épargne de Bordeaux, et A. Pointet, de Libourne. Médaille de bronze : Mlle Louise Capdepont, trente-trois ans à l'hôpital Saint-André, dont la plus grande partie dans le service de M. le Professeur Bergonié.

La Cité-Jardin de Sainte-Germaine, à Bruges

A trois heures, le Ministre de l'Hygiène, de l'Assistance et
de la Prévoyance sociales s'est rendu à Bruges afin de poser

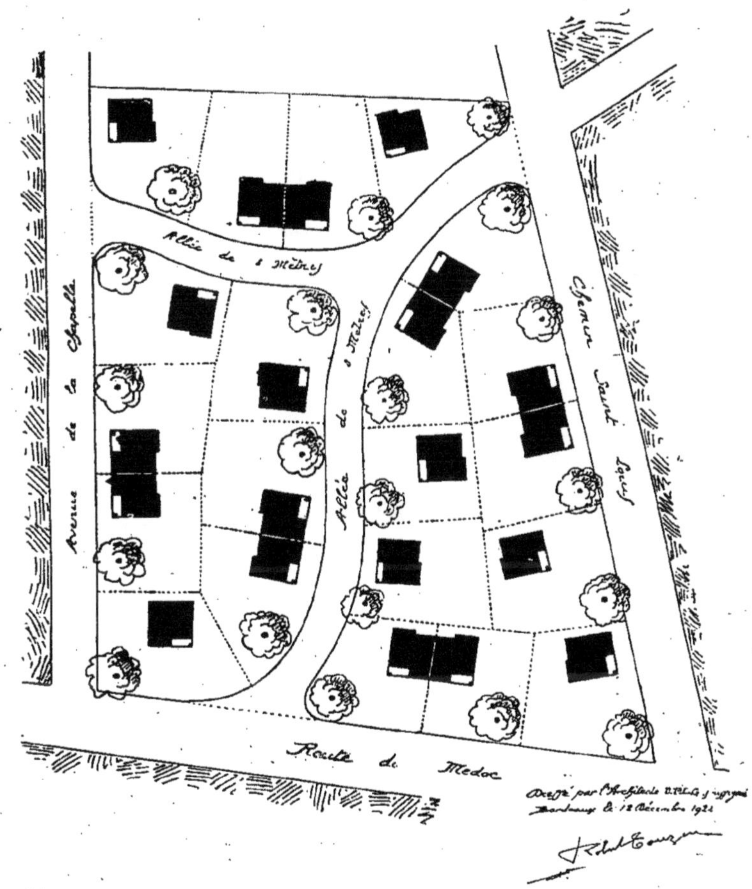

PLAN DE LA CITÉ-JARDIN GOUNOUILHOU A BRUGES.

la première pierre des maisons ouvrières de la cité-jardin « Sainte-
Germaine ».

A une courte distance des boulevards, en bordure de la

route du Médoc, entre l'avenue de la Chapelle et le chemin Saint-Louis, sur le coteau qui domine le champ de courses, s'étend un terrain de 10.000 mètres carrés, généreusement offert à l'Office public des habitations à bon marché de la Gironde. Le site est superbe et permettra l'édification de maisons salubres et riantes qui viendront s'ajouter à celles déjà construites par l'Office départemental.

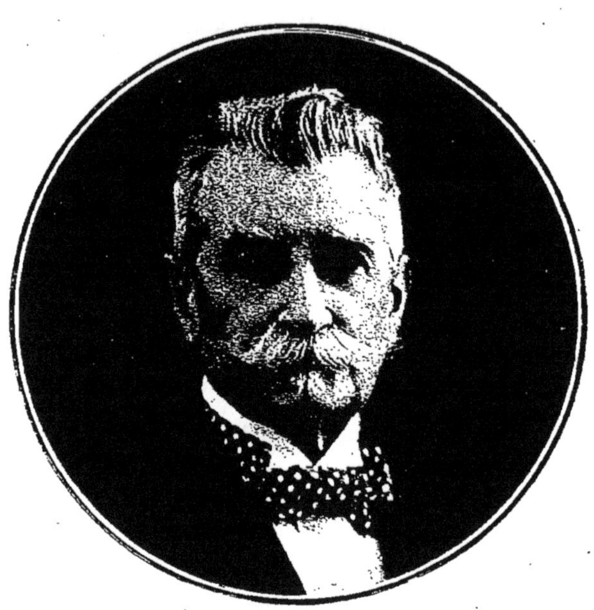

M. CAZALET.

M. P. Strauss, qu'accompagnaient MM. Arnault, Préfet; Philippart, Maire de Bordeaux; Ch. Cazalet, Président de l'Office départemental; le général Modelon, le Doyen Sigalas, le Professeur Bergonié, le docteur Pousson, vice-président du Conseil général; Billecard, Secrétaire général de la préfecture, a été reçu à l'entrée du terrain par les familles donatrices et par M. Videau, maire de Bruges, qui avait avec lui son adjoint M. Genest, et les membres de son Conseil municipal.

Nous citerons encore auprès d'eux MM. Gayon, délégué par le Ministre de l'Instruction publique; le Général Farsac, commandant l'artillerie; Iriquin, maire de Talence; Dumas, Lavertujon, adjoints au Maire de Bordeaux; E. Calvé, Maurel, Marsacq, Fédel, Conseillers municipaux; Abelous, Doyen de la Faculté de médecine de Toulouse; Olivier, membre du Conseil supérieur de la mutualité; Mmes Strauss, à laquelle des fleurs ont été offertes; Arnault, Wallerstein, Mlle Dinguidar et de nombreuses personnalités du monde bienfaisant et social bordelais.

Au milieu du vaste emplacement sur lequel s'élèveront bientôt vingt et une maisons avec leurs coquets jardins, le groupe officiel s'est réuni.

Prenant la parole en sa qualité de Président de l'Office départemental, M. Ch. Cazalet, dit :

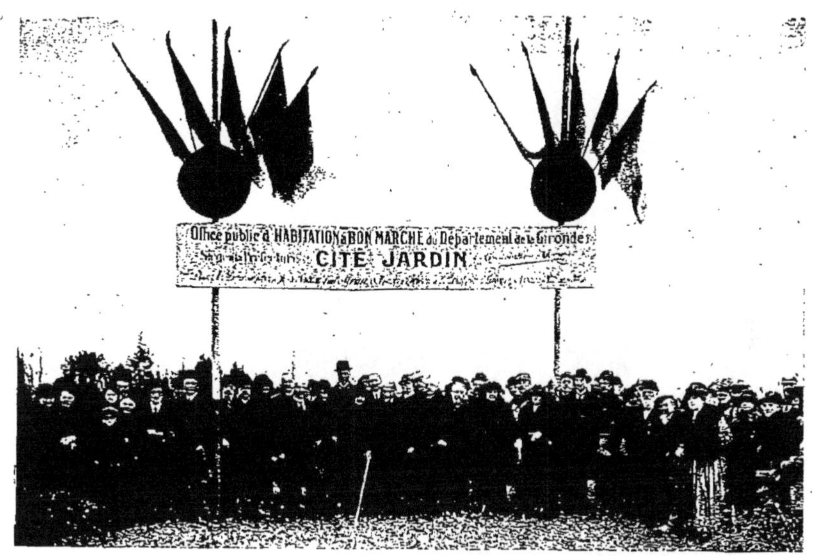

INAUGURATION DE LA CITÉ-JARDIN CHAPON-GOUNOUILHOU,
A BRUGES.

ALLOCUTION DE M. CHARLES CAZALET

Monsieur le Ministre,

L'Office public d'habitations à bon marché du département de la Gironde ne vous a pas demandé de lui faire l'honneur de poser la première pierre de la « Cité-Jardin » qui s'élèvera bientôt ici, pour que son Président vous fît un discours.

Les discours, certes, nous les aimons, mais à la condition qu'ils soient en même temps une action et que cette action soit utile et profitable au bien public et au progrès social. Or, c'est le cas et la caractéristique de l'acte que nous allons accomplir tous ensemble; c'est que la donation qui a été

faite à l'Office départemental est le résultat de l'atmosphère
sociale qui s'est créée à Bordeaux sur les conseils de ces
grands disparus comme Jules Simon, Georges Picot, Emile
Cheysson, Jules Siegfried et Alexandre Ribot, ces bons citoyens
dont vous avez été le collaborateur et l'ami et dont vous êtes
aujourd'hui l'éminent représentant et à la mémoire vénérée
desquels nous envoyons notre hommage d'admiration et de reconnaissance.

Que disiez-
vous à Bordeaux, en 1906
et que répétiez-
vous l'an dernier, au mois
d'avril ? Qu'il
ne fallait pas de
cloisons étanches entre les
œuvres sociales, qu'il fallait
les rapprocher
et les féconder
en les entraînant toutes
dans le même
sillon et que
c'était le moyen
d'obtenir le
maximum de
résultats.

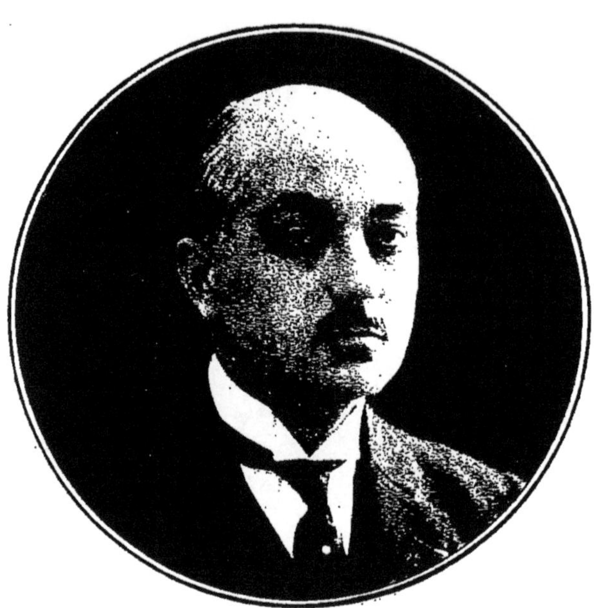

M. MARCEL GOUNOUILHOU.

Nous vous
avons écouté, Monsieur le Ministre, et en nous servant de ces
admirables lois sociales forgées par le Parlement depuis la première,
celle de 1914, la loi Siegfried, nous avons vu se créer peu à peu
un mouvement intense en faveur de l'habitation à bon marché, c'est-
à-dire de la maison individuelle dont on devient peu à peu propriétaire
et où sous les arbres, au milieu des fleurs, le travailleur voit s'élever
sa famille et grandir ses enfants dans le soleil et dans l'amour.

Et nous avons travaillé ainsi, en faisant du Comité de patronage,
de l'Office départemental et de la Société du crédit immobilier, une
trinité bienfaisante, qui, sous une direction unique, permettant
à chacun de conserver son indépendance et sa liberté, a mérité
l'approbation et les encouragements précieux de ces deux hommes que
vous connaissez et que vous aimez et qui ont droit partout à notre

gratitude, comme ils ont notre affection : M. le Préfet Arnault et
M. le Maire Philippart.

Et c'est alors qu'une famille généreuse de notre ville, dont le
nom est à la fois un programme et un drapeau, voulant apporter sa
pierre à l'édifice social que nous essayons de bâtir, nous à offert ce
magnifique terrain, en nous disant :

« Je vous le donnerai avec les rues nécessaires, les égouts utiles,
l eau et l'élec-
tricité indis-
pensables, et
des maisons
modestes mais
attrayantes
pourront être
édifiées par les
emprunteurs de
la loi Ribot et
ainsi se réalisera
cette parole de
Franklin :

« La misère
regarde la porte
de l'homme la-
borieux et éco-
nome et elle
n'ose pas en-
trer. »

Et nous avons
voulu que cette
Cité - Jardin
portât le nom

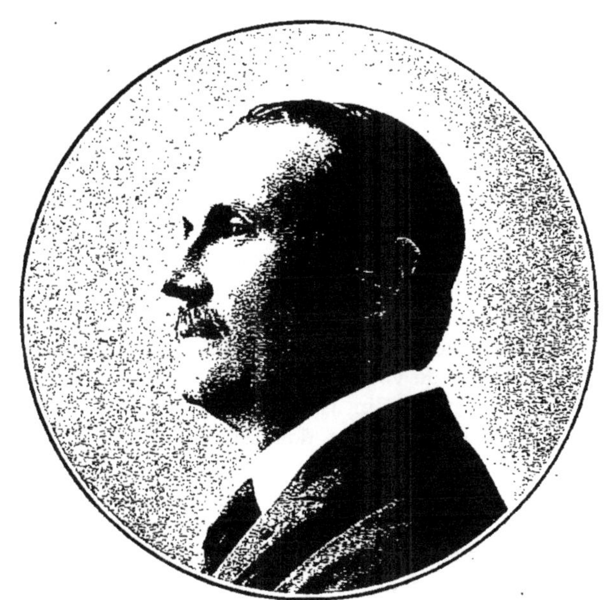

M. GUSTAVE CHAPON.

de ceux qui s'associaient avec tant d'entrain et de générosité à
cette œuvre bienfaisante de l'habitation et de la propriété individuelle, cette propriété individuelle qui est la source de tant de
grandeur et la sauvegarde de la patrie et je suis certain que vous
nous approuverez, Monsieur le Ministre, de saluer devant vous,
avant que M. le Maire de Bruges vous souhaite la bienvenue, la
famille vers laquelle va notre reconnaissance et nos vœux de
bonheur : la famille Gounouilhou-Chapon.

Et avant de terminer, je vous demande la permission, Monsieur
le Ministre, d'évoquer la mémoire de deux collaborateurs que
vous avez connus et dont vous aviez apprécié la noblesse de
sentiments et la richesse de cœur, qui, en toutes circonstances,
nous avaient apporté leur précieux concours : M. le sénateur Vayssière

et M. Charles de Luze, et en prononçant ces noms d'amis dont nous déplorons l'absence, je répète avec eux qu'il faut à l'homme qui peine dans l'atmosphère quelquefois étouffante d'une salle de travail, de l'air, de la lumière, du soleil et la clarté du « Grand Plafond ».

ALLOCUTION DE M. VIDEAU
Maire de Bruges.

Monsieur le Ministre,

La commune de Bruges, dont je suis ici le modeste représentant, accueille aujourd'hui avec joie, en votre personne, Monsieur le Ministre, l'un des membres les plus autorisés du gouvernement de la République. C'est un événement heureux qu'enregistre avec satisfaction notre histoire locale.

Nous nous réjouissons doublement, Monsieur le Ministre, et de l'honneur de votre visite et du choix du terrain destiné à l'érection de la Cité-Jardin Gounouilhou-Chapon.

Que les généreux donateurs dont je viens de citer les noms reçoivent ici, avec nos meilleurs remerciements, le témoignage de nos sentiments reconnaissants.

Grâce à eux, nous allons voir surgir de ce terrain, aujourd'hui inculte, de coquettes maisons qui serviront d'abri à de nombreuses familles et peut-être, je le souhaite du moins, à des familles nombreuses qui trouveront là, dans la quiétude du chez soi, le bien-être et le délassement indispensables aux fatigues du labeur journalier.

Si vous ajoutez à cela l'air pur et vivifiant de notre campagne, le voisinage des braves et honnêtes travailleurs de notre sol qui se feront un devoir d'aider, le cas échéant, au meilleur rendement des petits jardins de la future cité, vous estimerez avec nous que nul terrain ne pouvait réunir un ensemble de conditions aussi favorables.

Mais je m'aperçois que je plaide une affaire dont la cause est entendue.

Je m'en excuse et en terminant, permettez-moi, Monsieur le Ministre, d'agréer, avec les hommages respectueux de la municipalité, la fidélité aux institutions qui nous régissent, de la population brugeaise, ainsi que sa confiance au gouvernement actuel pour solutionner au mieux des intérêts de la France les graves problèmes qui passionnent en ce moment le monde entier.

ALLOCUTION DE M. PAUL STRAUSS

Ministre de l'Hygiène, de l'Assistance et de la Prévoyance sociales.

Je remercie très vivement M. le Maire de Bruges de la cordialité de son accueil, et j'enregistre avec une satisfaction que je ne cherche pas à dissimuler son hommage de fidélité aux institutions républicaines en même temps que son tribut de sympathie pour le gouvernement dont j'ai l'honneur de faire partie.

La cérémonie de la pose de la première pierre de la Cité-Jardin de Sainte-Germaine a un double caractère. Elle marque la continuité des efforts qui se sont déroulés dans votre beau département, et plus particulièrement à Bordeaux et dans sa banlieue depuis un grand nombre d'années.

Tout à l'heure, M. Charles Cazalet a évoqué le passé; il a rendu hommage à des hommes dont je m'honore d'avoir été le modeste collaborateur. Il a voulu, en même temps, pleurer avec nous ceux de vos bienfaiteurs qui, comme mon ami le sénateur Vayssière, trop tôt disparu, et votre estimé compatriote Charles de Luze, ont été, avec lui, les ardents propagateurs de l'œuvre si féconde des habitations à bon marché et du crédit immobilier.

Mais M. Cazalet, dont je n'ai plus à faire l'éloge devant vous, tellement il a droit, depuis de longues années, non seulement à votre reconnaissance, mais encore à celle de tous ceux qui s'intéressent au succès des œuvres sociales, a marqué combien il est désirable que nos lois sociales soient davantage connues; il a voulu rassembler la protection de la santé publique, confiée à l'autorité municipale de Bordeaux qui, avec M. Philippart, s'en occupe avec tant d'activité, et pour le département sous l'action vigilante de M. le préfet Arnault, et les œuvres d'habitations à bon marché, dont le développement girondin provoque tant d'espérances.

Il ne peut pas y avoir de discontinuité entre tous ces efforts d'ordre municipal, philanthropique, départemental ou national. Ils deviennent encore plus fructueux lorsqu'ils sont fécondés, comme aujourd'hui, par l'initiative privée, et ce m'est un plaisir très doux, en ma double qualité de journaliste et de ministre de l'Hygiène, de l'Assistance et de la Prévoyance sociales, de remercier la famille Gounouilhou-Chapon de son don généreux, doublement utile, doublement bienfaisant.

Lorsque des bienfaiteurs, tels ceux dont les noms seront inscrits en lettres d'or à l'entrée de la nouvelle Cité-Jardin, s'intéressent à vos œuvres sociales, ils ne font pas seulement du bien au dépar-

A la Cité-Jardin Gounouilhou-Chapon.

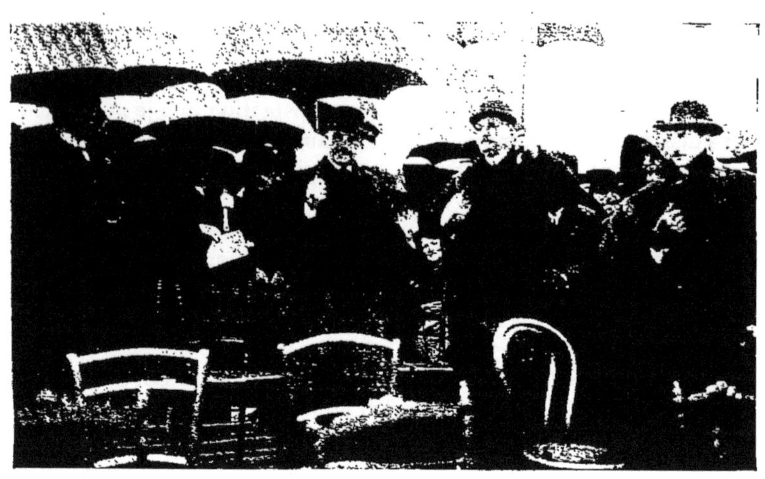

DISCOURS DE M. CAZALET.

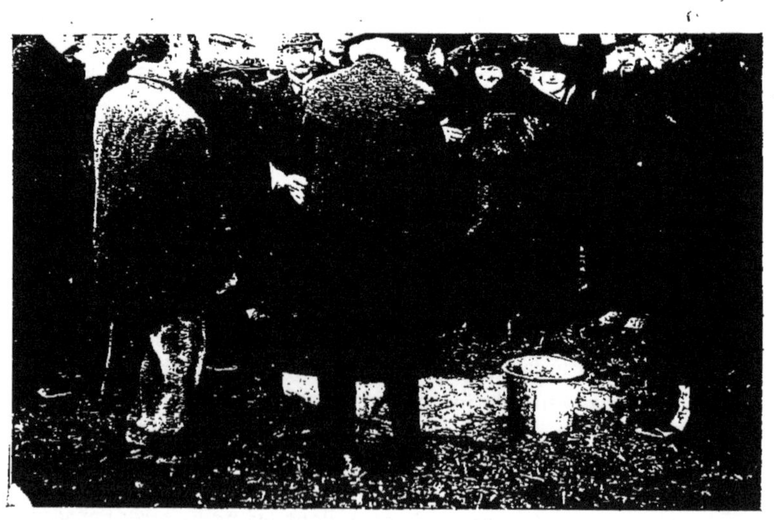

POSE DE LA PREMIÈRE PIERRE PAR M. LE MINISTRE PAUL STRAUSS.

tement, ils donnent un exemple dont le lumineux rayonnement n'atteint pas seulement la ville de Bordeaux, illustre à tant de titres, mais encore le pays tout entier.

Nous devons, — et j'aurai l'occasion de le dire tout à l'heure au Grand-Théâtre, avec M. le Maire Philippart et mon savant ami le Professeur Bergonié, — nous devons redoubler de vigilance, de dévouement, d'ardeur au bien public dans les moments difficiles que nous traversons. Nous avons à nous rapprocher davantage les uns des autres pour aller au peuple, pour l'aider, pour le soutenir, pour faire que les maladies évitables disparaissent de plus en plus, pour qu'une journée comme celle-ci ne demeure pas isolée, pour que, comme le souhaite M. Cazalet, nous poursuivions ensemble une politique de concorde sociale, d'union civique, afin que se préparent d'autres cérémonies semblables, pour que les lois sociales soient mieux appliquées, que les initiatives prévoyantes se multiplient dans le rayonnement des idées de justice, de prévoyance et de bonté, qui sont le patrimoine commun de tous les Français. (*Longs applaudissements.*)

Il a été ensuite procédé à la cérémonie de pose de la première pierre.

Le ministre, après avoir serré les mains des membres des familles donatrices, est remonté en automobile, cependant que la foule applaudissait le représentant du gouvernement.

A l'Assistance par le travail.

A son passage dans la rue Fondaudège, le ministre de l'Hygiène s'est arrêté au siège de la Société du travail à domicile pour les femmes, dont la distinguée et dévouée présidente, Mme Henri Cruse, lui a fait les honneurs.

ALLOCUTION DE Mme HENRI CRUSE

MONSIEUR LE MINISTRE,
MONSIEUR LE PRÉFET,
MONSIEUR LE MAIRE,

Notre œuvre du travail à domicile pour les femmes est très honorée de votre visite. Vous connaissez le but que nous poursuivons depuis vingt-six ans : donner du travail aux femmes malheureuses, aux mères de famille, aux dames ayant des revers de fortune.

L'œuvre a eu des débuts modestes, mais dirigée par des personnes de haute compétence comme Mme Eschenauer et Mme Lalande, elle ne connaît plus le déficit.

Ce n'est pas de l'argent qu'elle demande, c'est du travail.

Elle a pu distribuer, en 1922, près de 36.000 francs à 138 femmes et, par l'Adelphie, dont Mme Kleppert est la présidente, 12.500 fr. à 75 dames.

Les vêtures des enfants assistés de la Gironde ont été pendant vingt-trois ans une de ses principales ressources, soit par adjudication, soit de gré à gré.

Notre directrice, Mme Chauvet, qui a agrandi l'œuvre, a mis tout son cœur et son intelligence à en assurer les bonnes livraisons.

Ce travail nous est indispensable; nombreuses sont les femmes de Bordeaux et des environs qui le réclament et qui souffrent du chômage.

Nous sommes persuadés, Monsieur le Ministre, qu'avec M. le Préfet de la Gironde, avec M. le Maire de Bordeaux, vous voudrez bien prendre notre demande en considération et solutionner le problème. Nous serons heureux d'écouter vos conseils, sentant qu'après votre visite vous pourrez mieux contribuer à l'adoucissement des misères sociales.

Le ministre, dans une réponse des plus gracieuses, a promis de faire tout ce qui sera en son pouvoir pour aider ce groupement et a félicité les dames du comité, en particulier la présidente.

A la Crèche de La Bastide.

Poursuivant sa rapide randonnée, le ministre s'est rendu à la Pouponnière internat de La Bastide, afin de présider à son inauguration.

M. Paul Strauss a été reçu par Mme Ch. Cazalet, présidente; J. Larrue, secrétaire générale; les dames du comité de la Crèche et Mme Pousson, présidente à Bordeaux de l'association des Dames de France, qui donne son patronage à la belle et généreuse institution de la rue Montméjean.

ALLOCUTION DE M. CHARLES CAZALET

Monsieur le Ministre,

La Crèche de La Bastide serait bien ingrate si elle oubliait les attentions que vous avez eues pour elle et les visites que vous lui avez faites.

Et, j'ai le droit de dire que telle vous l'avez connue il y a vingt ans, telle vous la retrouvez aujourd'hui. C'est une œuvre de femmes qui se dévouent sans « lassitude et sans défaillance ».

Chaque jour, depuis 1891, elles se penchent sur les berceaux des petits, les soignent, les nourrissent et les baignent comme le feraient les mères les plus attentionnées. Elles veulent, ces femmes charmantes et compatissantes, que les enfants du peuple acquièrent de la santé et de la force et soient ainsi conservés à notre cher pays.

Pendant la guerre elles n'hésitèrent pas, sur l'initiative de leur présidente, à créer, les premières en France, une garderie de nuit pour les enfants des femmes travaillant pour la défense nationale et pendant trois ans, la Crèche ne connut ni fêtes, ni dimanches, et ces trois années restent l'éternel honneur de celle qui dirigeait la Crèche et qui, au milieu des difficultés de toute nature, ne connut pas une heure de faiblesse : notre directrice, Mme Gervaise.

La guerre une fois terminée, il se produisit un fait singulier : les enfants devenaient beaucoup moins nombreux. C'était ainsi partout dans les autres crèches, dans les salles d'asile, dans les écoles maternelles. N'en recherchons pas les causes pour le moment. Le fait était là ; que se dirent ces dames ? « Nous ne faisons pas assez de bien. Il faudrait modifier notre fonctionnement. »

On venait de créer cette œuvre admirable de Cholet, que vous avez visitée, Monsieur le Ministre, qui fait tant d'honneur à la municipalité, à la commission des hospices et à ce maître éminent que je salue ici, de mon respect et de ma gratitude, M. le Docteur Rocaz.

Mais quand les enfants sont sevrés, il faut bien que les mères quittent Cholet, et alors, cherchant à se placer, que feront-elles de l'enfant? Où le placeront-elles? Et à quel prix ?

Eh bien ! s'écrièrent ces dames, aussi bien au comité de la Crèche qu'au comité de l'Union des Femmes de France, dont je salue la présidente, Mme Pousson, créons une pouponnière-internat, faisons suite à Cholet. Prenons les enfants de un à trois ans et ainsi nous remplirons notre devoir social et nous nous occuperons de ce second âge, de cette deuxième enfance dont a parlé si souvent cet autre maître, au long passé glorieux, notre ami M. le Docteur Rousseau-Saint-Philippe.

Et c'est ainsi, Monsieur le Ministre, laissez-moi le dire en terminant, que se fonda cette pouponnière-internat que nous vous demandons de vouloir bien inaugurer officiellement. Elle complétera cette maison de l'enfance où de nombreux et vaillants médecins apportent à son dispensaire tant de science et de dévouement. En leur nom, l'un d'eux, le Docteur Philippe Cadenaule, devait vous parler de la pouponnière et de son lazaret; mais son maître était là, M. le Docteur Rocaz, et il lui a demandé de nous faire l'honneur de vous présenter lui-même cette œuvre nouvelle dont le fonctionnement nécessitera beaucoup d'argent, mais ces dames n'ont pas hésité; elles savent d'ailleurs, Monsieur le Ministre, que vous ne les abandonnerez pas et que vous les récompenserez d'avoir pris pour programme, se rappelant que s'il faut neuf mois pour faire un enfant, il ne faut que quelques heures pour le détruire, se rappelant ces paroles d'un des prédécesseurs de notre maire M. Philippart, de ce prédécesseur qui s'appelait Michel Montaigne: « Vivre, c'est servir. »

ALLOCUTION DU Dr ROCAZ

Médecin-chef de la pouponnière de Cholet,
Secrétaire général de la Fédération des œuvres girondines
de protection de l'enfance.

MONSIEUR LE MINISTRE,

C'est avec un double plaisir que j'accepte l'invitation de M. le Président de la Crèche de La Bastide.

La pouponnière-internat qu'il vient de créer, avec son cœur généreux et toujours ardent, répond en effet, dans notre ville, à une nécessité sociale. La pouponnière de Cholet, dont il vient de vous parler et où nous avons eu l'honneur de vous recevoir le 30 avril dernier, n'a cessé de voir le nombre de ses pensionnaires augmenter depuis votre visite. En l'année 1922, elle a donné asile à 224 mères-nourrices dénuées de ressources et souvent de tout appui moral, qui, pour la plupart, auraient abandonné leur enfant si elles n'avaient trouvé l'hospitalité dans cet établissement. Certes beaucoup de ces femmes, après avoir nourri leur enfant jusqu'à son sevrage, peuvent après leur sortie de la pouponnière continuer à vivre avec lui, car nos efforts tendent toujours à leur trouver alors une situation qui leur permette de ne pas s'en séparer. Mais, nombreuses étaient celles qui, sans famille et devant gagner leur vie hors de chez elles, étaient obligées de confier leur enfant à quelque gardienne inconnue. Quelle tristesse pour nous de voir l'enfant que nous avions élevé, souvent non sans peine, partir ainsi au loin, et souvent dans de bien mauvaises conditions. Ce placement, dangereux pour lui, était en outre très

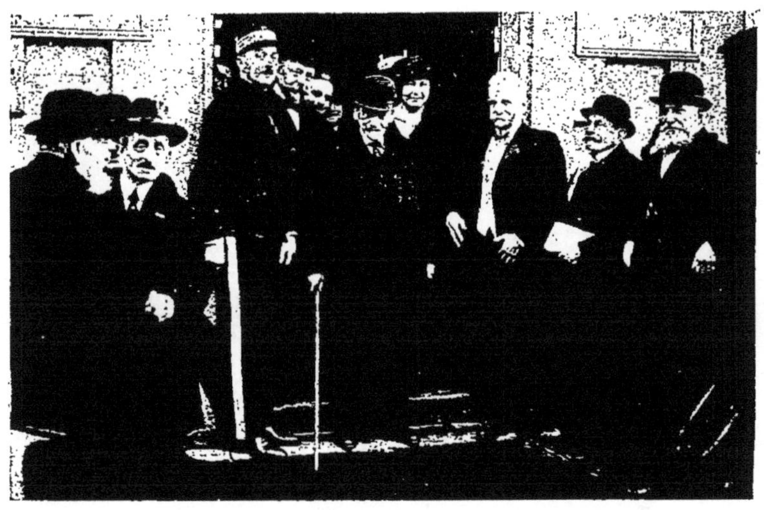

A LA CRÈCHE DE LA BASTIDE.

onéreux pour la mère qui devait souvent y consacrer tout l'argent qu'elle gagnait. Or, la misère est bien mauvaise conseillère.

Maintenant, au contraire, quelle satisfaction de savoir que l'enfant qui sort de Cholet trouve ici, moyennant une redevance très modérée, l'hygiène qui est la règle de la maison, les soins maternels que prodiguent, avec leur grand cœur, les infirmières et les dames du comité, sous la direction de leur chef admirable, Mme Gervaise, et enfin une surveillance médicale constante qu'assure avec une compétence spéciale mon jeune collaborateur de l'hôpital des Enfants et ami, le docteur Philippe Cadenaule.

Puis je trouve dans la création de cette pouponnière-internat un autre motif de satisfaction. En modifiant son fonctionnement pour l'adapter à celui de la pouponnière de Cholet, la Crèche de La Bastide a montré qu'elle avait compris la nécessité d'une collaboration étroite entre les diverses œuvres de protection de l'enfance. Cette collaboration ne peut provenir que d'une union constante entre toutes ces œuvres, union dont vous êtes, Monsieur le Ministre, le premier représentant, comme président du Comité national de l'enfance. Permettez-moi, à cette occasion, de vous rappeler que le département de la Gironde a été un des premiers à réaliser cette union d'une façon effective. Depuis 1917, il possède une Fédération des œuvres de protection de l'enfance que préside, avec sa grande

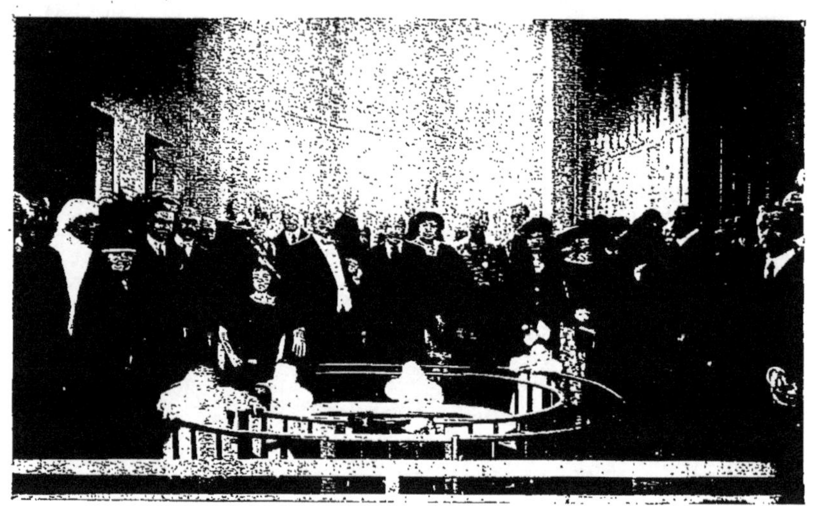

A LA POUPONNIÈRE-INTERNAT DE LA BASTIDE.

science sociale, M. le Préfet de la Gironde. Cette fédération, très active, a créé plusieurs organismes nouveaux contre la mortalité infantile. Elle a tout particulièrement doté la ville de Bordeaux de ces infirmières-visiteuses sur le rôle desquelles vous avez encore insisté ce matin, mais elle a surtout aidé les œuvres à se connaître, à s'entr'aider, et c'est à cette solidarité que nous devons aujourd'hui la naissance de cette pouponnière-internat. La crèche de La Bastide donne ainsi un bel exemple, digne d'être suivi.

Monsieur le Ministre, vous regretterez peut-être, en visitant cet établissement, qu'il ne soit pas plus grand. Mais, si vous voulez bien lui porter quelque intérêt, la pouponnière-internat de La Bastide fera comme les petits êtres qu'elle abrite dans ses berceaux : elle saura vite grandir et prospérer.

ALLOCUTION DE M. PAUL STRAUSS
Ministre de l'Hygiène, de l'Assistance
et de la Prévoyance sociales.

Mon ami M. Charles Cazalet a bien voulu rappeler avec une bienveillance amicale que la Crèche n'était pas une inconnue pour moi. Je crois, en effet, que, dès sa fondation, j'ai été amené à m'intéresser à elle, soit en la visitant sur place, soit en appuyant de mon vote ses demandes de subvention à la commission du Pari mutuel comme à la commission de répartition aux œuvres d'assistance maternelle et de protection du premier âge.

Je sais qu'une œuvre à laquelle participe M. Cazalet avec, autour de lui, des collaboratrices aussi dévouées, n'est pas appelée à décroître, mais au contraire à grandir; elle est faite pour s'adapter à des besoins nouveaux et aux nécessités du progrès.

Je n'éprouve donc aucune surprise en constatant que la Crèche de La Bastide ne s'enferme pas dans son cadre traditionnel. Il n'est pas négligeable de rappeler, en effet, que dans ces dernières années, la puériculture a élargi son action par les consultations de nourrissons, les mutualités maternelles, les chambres d'allaitement, les pouponnières, les centres d'élevage, les cantines maternelles. Aucun de ces efforts ne se suffit à lui-même et n'a la prétention d'amoindrir la valeur de l'encouragement à l'allaitement maternel. En face de la sévérité des exigences économiques, il faut recourir à tous les moyens, même au pis-aller.

Les crèches bien surveillées rendent les plus grands services. Les crèches qui, comme celle-ci, que vous allez compléter par sa pouponnière-internat, sont le complément nécessaire des œuvres d'examen médical. Mais, quel que soit leur nom, si les programmes peuvent varier, la pensée est la même. Quelle est-elle ? C'est d'aider les mères qui ne le peuvent pas, à remplir leur devoir; c'est de prendre en charge, en sauvegarde tutélaire, les enfants les plus exposés, les plus menacés, pour les préserver des maladies évitables et de la dégénérescence, pour assurer leur croissance et leur survie.

Il y a une véritable continuité dans l'entr'aide sociale, comme il y a dans les maladies sociales une véritable suite, un réel enchaînement. Nous ne savons pas, et M. le Dr Rousseau-Saint-Philippe le dirait mieux que moi, quelles sont exactement les frontières entre certaines maladies de la première enfance et celles de la seconde enfance et de l'adolescence elle-même ! Il y a certainement des formes de prétuberculose, pour employer une expression courante, dont les sources restent mystérieuses. C'est pourquoi nous devons nous attacher, avant même la naissance, à l'examen sanitaire des mères qui doit être institué avec une vigilance incessante, avec une surveillance constante tant au point de vue médical que social.

Je sais que les médecins des œuvres d'assistance ne sont jamais inférieurs à leur tâche; mais ils n'auraient peut-être pas tout le succès que méritent leur dévouement et leur science s'ils n'avaient auprès d'eux des dames patronnesses comme celles qui secondent Mme Ch. Cazalet, ou des visiteuses d'hygiène sociale, ou des directrices modèles comme Mme Gervaise à laquelle M. Cazalet rendait, tout à l'heure, un légitime hommage.

Il faut de plus en plus que toutes les œuvres s'accordent, concordent, s'unissent en une coopération constante et méthodique.

Je suis convaincu que la ville de Bordeaux, avec un maire tel que M. Philippart, avec une commission administrative des hospices comme celle que préside M. Gruet, avec des animateurs comme M. Ch. Cazalet, avec un préfet social comme M. Arnault, continuera à être très fertile en résultats, très féconde en progrès et très bienfaisante au point de vue de la survie, de la conservation des petits êtres qui trouveront, dans votre pouponnière, les soins nécessaires.

Je suis convaincu que, suivant le mot du Dr Rocaz, cette œuvre non seulement grandira, mais encore s'épanouira en s'adaptant de plus en plus et de mieux en mieux à des nécessités nouvelles, à son rôle de prévention médicale et de prévoyance sociale.

C'est dans cette voie que nous devons tous et toutes nous acheminer en nous disant que nous n'avons fait encore qu'une étape, et que nous n'aurons pas achevé notre tâche tant que nous laisserons une mère sans secours, des enfants sans appui; tant que séviront la morti-natalité et la mortalité infantile.

C'est dire que nous avons devant nous un immense champ d'action à parcourir, et je suis convaincu que la ville de Bordeaux continuera à aider ces efforts en vue de l'organisation de l'entr'aide sociale et de la prévoyance sanitaire et humanitaire.

C'est pourquoi toutes les fois que je viens à Bordeaux, soit à un congrès, soit comme ministre, comme les 28 et 29 avril derniers, et comme aujourd'hui, j'emporte de mes visites un profond sentiment de reconnaissance et d'admiration pour les services publics et les œuvres d'initiative privée de la ville de Bordeaux et du département de la Gironde. (*Longs applaudissements.*)

Remise de distinctions.

A l'issue de la réception, le Ministre a décerné les distinctions suivantes, qui viennent s'ajouter à celles remises dans la matinée dans l'amphithéâtre de l'annexe Saint-Raphaël de la Faculté de médecine :

Médailles de la Prévoyance sociale.

En argent : Mmes Gounouilhou, Cazalet, Wallerstein; MM. Cayrel, Clavel, Paul Carde, Dercq, le docteur Pousson.

En bronze: Mmes Bayssellance, Vayssière, Mlle Dinguidar; MM. Soubiran, de Bazas; Emile Laparra, Fernand Aucanne, Olivier, James Mestrezat, Henri Lannes, Ernest Lévy, Fortin, Gabriel Delmas, Chasseloup, de Blaye; Georges Monpillié, Nozières, Cantau, des jardins ouvriers; Taillandier, Dr Philippe Cadenaule, Jacques Vieillard, Robert Touzin; Mmes Henri Cruse, présidente de l'Assistance par le travail des femmes à domicile; veuve Quintin, membre du comité de la Crèche de La Bastide; MM. Iriquin, maire de Talence; le Dr Philip, médecin du dispensaire; Roy, de la préfecture de la Gironde.

L'Association contre le Cancer de Bordeaux et du Sud-Ouest

La manifestation au Grand-Théâtre.

Cette journée « sociale » s'est terminée par une imposante mani-festation qui s'est déroulée au Grand-Théâtre en vue de la constitution d'une grande association contre le cancer. Une assistance considérable se pressait dans la salle. Sur la scène, M. Strauss, ministre de l'Hygiène, présidait, avec, à ses côtés, MM. Arnault, Philippart, Bergonié, le Dr Sigalas, Gayon, représentant le Ministre de l'Instruction publique, et la foule des autorités et des notabilités bordelaises.

M. P. Strauss a tout d'abord donné la parole au maire de Bordeaux qui, dans l'élégante allocution qui suit, a montré l'importance de la lutte contre le cancer.

ALLOCUTION DE M. PHILIPPART
Maire de Bordeaux.

Ce jour est un grand jour, cette heure une grande heure.

Une ville célèbre par sa beauté et par sa bienfaisance, illustrée par de hauts esprits, a délégué, dans cette enceinte magnifique, une élite pour saluer, en présence de M. le Ministre de l'Hygiène, de l'Assistance et de la Prévoyance sociales, pour saluer, dis-je, un de ses meilleurs enfants, glorifier sa science et son héroïsme et acclamer la grande espérance qui, grâce à lui, commence à se lever sur le monde. Ainsi le laboureur, inquiet de voir ses jeunes récoltes détrempées par la pluie et balayées par les vents froids des mauvaises saisons, se tourne, au jour naissant, vers le ciel oriental et demande à l'aurore l'espoir de jours meilleurs.

Nos cœurs endoloris et nos chairs plaintives supplient que l'humanité soit enfin délivrée du mal mystérieux et terrifiant qui la décime. Cancer, mot redoutable qui doit faire trembler, s'il faut vous en croire, mon cher docteur, un être humain sur sept, après l'âge de quarante-cinq ans; cancer, syllabes mortelles que les lèvres des hommes doivent prononcer, hélas! aujourd'hui plus souvent qu'autrefois, voici ton justicier et notre vengeur!

Puissances du mal, c'est en vain que vous essayez d'avoir raison de sa vaillance. Vous n'avez pu vous emparer que de quelques lambeaux de son corps; mais son esprit où est enfermée sa merveilleuse science, mais son âme où règnent une sénérité et une force qui font notre admiration, son esprit et son âme échappent à vos coups. Et vous serez vaincues par lui et par ceux qui lui ressemblent.

Mais pour qu'il en soit ainsi, pour que cette espérance se réalise, pour que l'humanité soit affranchie du lourd tribut qu'elle paie au cancer, il ne suffit pas que vos savants travaillent, cherchent et risquent. Il faut,

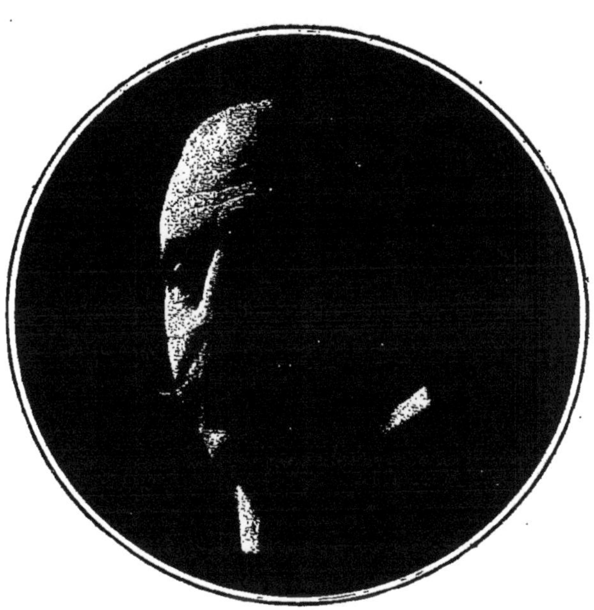

M. PHILIPPART

Mesdames, Messieurs, il faut que vous contribuiez vous-mêmes à votre salut.

C'est une de nos erreurs les plus communes et les plus graves que de nous abandonner totalement aux mains de ceux qui ont la charge d'administrer nos intérêts et de prendre soin de notre santé. Si puissant qu'il soit, un Ministre ne peut résoudre seul tous les problèmes qui se posent; un Préfet non plus, même quand il est un grand administrateur et un grand philanthrope, comme le nôtre; un pauvre Maire, encore moins. Vous avez fait d'eux des chefs : ne leur refusez pas des troupes, et l'argent qui est le nerf de toutes les guerres.

Il en est venu déjà. Le Conseil municipal a voté 211.000 francs pour l'achat du radium; l'Université a pris à sa charge les instruments de radiothérapie profonde; Mme Deutsch de la Meurthe, insigne bienfaitrice de Bordeaux, m'a envoyé un premier chèque de 5.000 fr.; d'autres dons ont été faits, dont le total s'élève à 50.000 francs environ. Je signale, avec émotion, celui d'un modeste instituteur de la Vienne qui m'a fait parvenir 100 francs, prélevés sur son petit budget.

Une somme beaucoup plus importante est nécessaire. Nous n'hésitons pas à vous la demander, sachant que jamais on ne fait appel en vain à votre généreuse bonté. Vous voudrez, et je veux avec vous que Bordeaux reste la ville exemplaire où l'on trouve, à côté de chaque mal, le remède, ou, tout au moins, l'adoucissement.

Vous que la fortune a favorisés, vous savez, et c'est votre honneur, qu'elle ne vous a pas été donnée seulement pour votre satisfaction personnelle, mais aussi pour soulager les souffrances et les misères dont s'accompagne la vie.

C'est une nouvelle œuvre sociale que nous voulons réaliser. Je dis nous, parlant non seulement au nom de ceux qui sont sur la scène, mais aussi au nom de tous ceux qui sont dans la salle. Vous ne voudrez pas quitter ce théâtre sans avoir remis votre bulletin de souscription ou jeté, dans les corbeilles que vous trouverez à la sortie, votre carte avec l'indication du chiffre pour lequel vous vous inscrivez :

	5.000	francs pour les membres	fondateurs.
	500	— —	bienfaiteurs.
	50	— —	titulaires.
	20	— —	adhérents.
et	10	— —	associés.

Il nous reste encore quelques croisades à entreprendre. Sus au cancer, dit aujourd'hui le Dr Bergonié. Sus à la tuberculose, dira le Dr Leuret, qui viendra prochainement vous expliquer, ici, ce que nous avons fait et ce qui reste à faire. (Et, en ces matières, rien n'est fait tant que tout n'est pas fait.) Sus au taudis, vous criera, quelques jours après, M. Cathala, fondateur, avec M. de Pelleport-Burète, de l'Association contre le taudis.

Vous surtout, Mesdames, vous, dont la douce, noble et sublime mission est de donner et de conserver la vie; vous, dont le propre est de compatir et de secourir, vous surtout, ayez pitié de ces pauvres êtres que ronge un mal implacable, qui souffrent d'une souffrance jusqu'ici presque sans espoir et sentent au fond d'eux-mêmes, sans répit, à chaque minute, les sinistres et douloureux grignotements de la Mort !

Monsieur le Ministre,

C'est une joie pour nous de pouvoir vous remercier publiquement du bien que vous avez fait à Bordeaux, sous l'inspiration de quelques hommes que vous honorez de votre confiance et de votre amitié, et parmi lesquels il me plaît de citer le Dr Bergonié, héros de cette fête; l'éminent Doyen de la Faculté de Médecine, M. le Professeur Sigalas, et le grand homme de bien qu'est M. Cazalet.

Le sanatorium de Feuillas a reçu de vous une dotation de 300.000 francs; vous avez facilité les formalités qui ont mis notre Office municipal d'habitations à bon marché en mesure de faire construire quarante-sept maisons individuelles, avec jardin, gaz, électricité et chauffage central. Vous faciliterez, j'en suis certain, les démarches que nous avons encore à faire pour trouver les moyens de construire quelques maisons collectives.

Enfin, c'est vous qui avez attaché la rosette de la Légion d'honneur sur la robe de l'admirable Sœur Angélique Camou, supérieure de l'Institution des Sourdes-Muettes. C'est vous aussi qui avez déposé, sur le lit d'agonie de ce pauvre Charles de Luze, la croix de chevalier, pour honorer une vie de bienfaisance et l'un des plus stoïques courages qu'ait porté une poitrine humaine.

De tels bienfaits ne s'oublient pas. Aussi nous réjouissons-nous d'unir dans les mêmes acclamations le Professeur Bergonié, glorieux mutilé de la science, honneur de Bordeaux, et M. Strauss, protecteur des faibles, père des malades et des pauvres, grand et bon Ministre, qui mérite la reconnaissance de tous les Français.

La parole est alors donnée à M. Bergonié.

CONFÉRENCE DU PROFESSEUR BERGONIÉ,
sur le Cancer et les moyens de le combattre.

Monsieur le Ministre,
Mesdames, Messieurs,

Nous sommes ici pour fonder une Association comprenant Bordeaux et tout le Sud-Ouest de la France, destinée à combattre un fléau social qui augmente chaque jour ses ravages. Ce fléau, c'est le cancer. Je ne voudrais pas que ce but très précis et d'intérêt public nous fût voilé par une question de personne, et bien qu'étant très

ému par les paroles que M. le maire de Bordeaux Philippart vient
de prononcer, me souvenant aussi de celles trop élogieuses dites ce
matin, au moment de l'inauguration du premier Centre régional de
lutte contre le cancer, je désirerais cependant qu'on en revînt au
but de ces réunions.

D'ailleurs il y en a tant d'autres, même en dehors de ceux
qui ont fait le sacrifice de leurs membres et de leur vie pour le
pays, qui ont consenti à de plus grosses infirmités pour la
science ! Permettez-moi de citer, parmi les dernières victimes des
rayons X, Charles Infroit, chef du service de radiothérapie à la
Salpêtrière, mort l'an dernier sans avoir cessé son service, et tout
récemment le Dr Vaillant, de Lariboisière, qui demande à reprendre
le sien, quoique n'ayant plus ni main droite ni bras gauche ! Et
tant d'autres parmi tous les médecins-électriciens de tous les pays !
J'ai retiré, Monsieur le Maire, de ce sacrifice dont vous grossissez
les mérites, un avantage : c'est de pouvoir parler du mal et des
souffrances de ceux que nous voulons guérir ou soulager à Bordeaux, avec plus d'autorité et en toute connaissance de cause.

C'est la lutte contre le cancer qui, dans cette Association nouvelle, doit faire l'objet de toutes nos préoccupations. C'est une
œuvre sociale de plus, comme celles qui, à Bordeaux, prennent,
depuis quelque temps, Monsieur le Maire, et grâce à vous, leur plein
développement. Nous décentralisons quelquefois en province, et
nous pouvons dire que, depuis les élections dernières, nous avons
nous aussi, en vous, à Bordeaux, un Ministre[1] local de l'Hygiène,
de l'Assistance et de la Prévoyance sociales, que nous estimons et
que nous aimons.

Nous aurons besoin et du Ministre de Paris, et de celui de Bordeaux pour mener efficacement la lutte contre le cancer, car le fléau
accroît chaque jour ses ravages. Je ne puis vous donner ici les statis-
tiques de détail : MM. les Professeurs Hartmann, Tuffier et d'autres
s'en sont chargés dans des publications récentes, mais voici quelques
faits isolés caractéristiques : parmi les membres du Sénat, la mortalité par cancer s'est tellement élevée ces temps-ci que la questure
de cette assemblée s'est émue et a demandé au Ministre de l'Hygiène
des mesures prophylactiques. A Arcachon, dont le bureau d'hygiène
est si activement dirigé par notre confrère M. le Dr Llaguet, en
laissant de côté les étrangers et en ne s'adressant qu'à la mortalité
chez les autochtones, on a trouvé, pour les années 1921 et 1922,
34 morts par cancer et 28 seulement par tuberculose. A Bordeaux,
voici une statistique récente traduisant la marche ascendante
du fléau *(fig.)*.

---

[1] Du latin *minister*, celui qui travaille à l'accomplissement des desseins d'autrui.

Si la mortalité par cancer s'aggrave chaque jour, c'est que, jusqu'à
présent, on ne s'était pas attaqué à ce nouveau fléau avec une coor-
dination suffisante des efforts faits pour le combattre. Pourquoi
n'arriverions-nous pas à faire reculer le cancer, puisque la mort
elle-même recule chez tous les peuples civilisés et que la vie moyenne
s'augmente à mesure que l'hygiène se perfectionne. Voyez la variole
qui, en 1870, a fait presque autant de victimes chez nos soldats que
les balles allemandes ! En parle-t-on seulement aujourd'hui ? Voyez
la diphtérie, ce mal si redoutable, dont le sérum de Roux a eu raison,

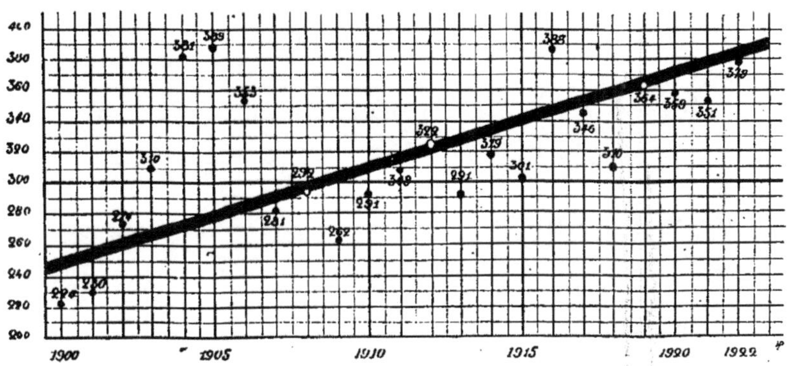

PROGRESSION DES MORTS PAR CANCER A BORDEAUX
D'APRÈS LES CHIFFRES RELEVÉS PAR LE Dr J. VERGELY.

à tel point que bien des mères ignorent même jusqu'au nom : *le croup*.
Pour la fièvre typhoïde, pareille victoire, grâce à Vincent, notre
glorieux élève de la Faculté de médecine de Bordeaux. Ni les typhoï-
des, ni les paratyphoïdes ne sont plus à craindre, et la courbe
qui partit de si haut en 1914, au moment de notre entrée en guerre,
finit en se traînant le long de la ligne des zéros, causant moins de
morts que le furoncle.

Toutes ces victoires partielles sur la mort relèvent des travaux
d'un homme qui appartient d'abord à notre pays, mais ensuite à
l'humanité tout entière; c'est de Pasteur que je veux parler. Nous
n'avons pu le glorifier à Bordeaux, au moment du centenaire de sa
naissance; choisissons donc l'occasion, puisqu'elle se présente;
puisque nous sommes réunis ici, dans le faste inaccoutumé de cette
salle illustre, pour une cérémonie civique, sous la présidence d'un
Ministre qui centralise tous les efforts philanthropiques de France,
je vous propose de lui consacrer tous une minute de notre vie; éle-

vous nos cœurs vers ce grand homme, bienfaiteur de l'humanité. Je vous demande, Monsieur le Ministre, d'ordonner une minute de recueillement : la minute de Pasteur...

(Sur un signe de M. P. Strauss, Ministre de l'Hygiène, Président, tous se lèvent ; silence d'une minute ; portrait de Pasteur en projection.)

. . . .

(Minute de Pasteur.)

. . . .

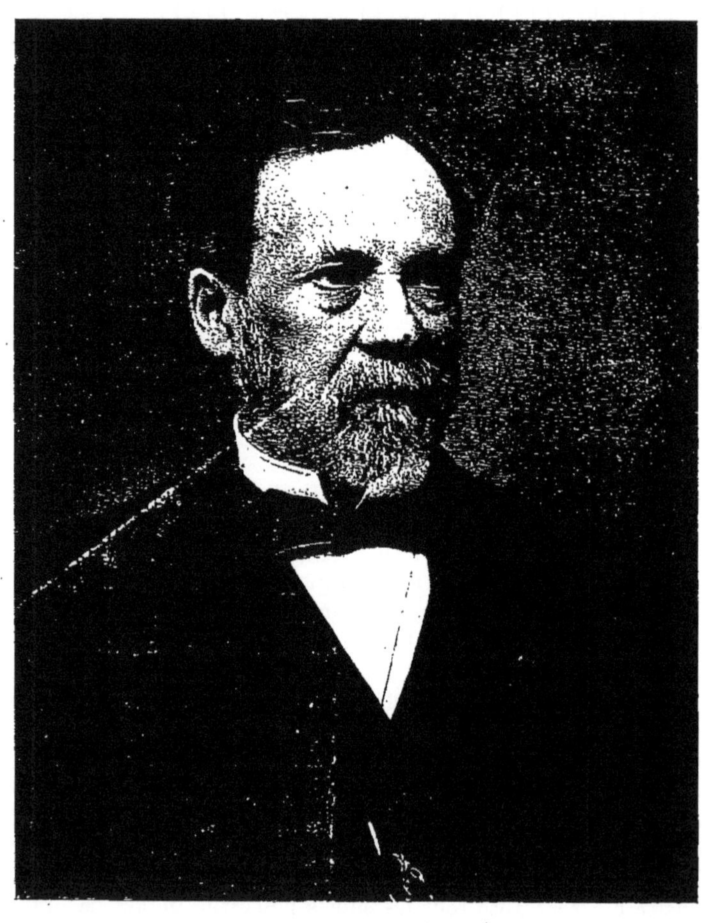

L. PASTEUR (1822-1895)

Ce que l'on sait du cancer. — C'est très peu. On n'en connaît pas la cause, on n'en a pas isolé le germe et la définition du terrain biologique sur lequel il se développe est incertaine. Voilà pourquoi il nous faut, dans tous les centres de lutte contre le cancer, des laboratoires orientés vers la découverte de toutes ces inconnues. Par contre, on a pu reproduire le cancer chez les animaux, et c'est là un point de grande importance, car lorsqu'on a, en biologie, un test expérimental à sa disposition, sur des animaux faciles à se procurer comme la souris et le lapin, les chances de découvertes s'accroissent dans de grandes proportions.

La prophylaxie du cancer, en tant que prophylaxie absolue, ne peut exister, puisque la prophylaxie, c'est l'ensemble des causes qui font naître la maladie et la lutte contre ces causes. Mais il y a une prophylaxie pratique dans laquelle l'expérience du médecin tient la plus large place et dont l'efficacité ne peut être négligée. Si par exemple quelqu'un venait me demander un conseil pour éviter le cancer de la langue, dont, par hérédité, il aurait beaucoup à craindre, plusieurs membres de sa famille étant morts de cette terrible maladie, je lui dirais : « Ne soyez pas syphilitique ou guérissez-vous de cette cause prédisposante du cancer de la langue, plus à craindre que toutes les autres; ne fumez pas, ou ne fumez plus; ne vous servez surtout pas d'un brûle-gueule pouvant écorcher ou brûler vos lèvres; enfin tenez vos dents en bon état, évitez les chicots qui déchirent et les vieilles dents qui percent les maxillaires et, grâce à cela, vous ne risquerez pas plus d'avoir du cancer de la langue que ne le risque l'un de vos voisins, qui n'a rien à craindre de l'hérédité. »

Et ce que je dis là de la prophylaxie pratique du cancer de la langue, je pourrais le dire pour chacune des autres formes du cancer : pour le cancer du sein, pour le cancer de l'utérus, pour les divers cancers de la peau, des glandes, etc. Ce sont là des notions élémentaires qui, avec les visites sanitaires régulièrement espacées des bien portants, doivent être le souci d'une Association comme celle que nous voulons créer à Bordeaux et dans le Sud-Ouest contre le cancer. Elles doivent être vulgarisées soit par la parole, soit par l'affiche, soit par le tract, soit enfin par des organisations sociales qui permettront à tous d'avoir ou un diagnostic précoce, ou de se protéger préventivement en y ayant recours.

Car le cancer au début est un mal local. C'est probablement même une seule cellule, déviée de sa nutrition, qui commence. Elle prend une activité désordonnée, se reproduit avec une fréquence excessive; elle n'a pas de fonction physiologique définie; elle n'a pas de morphologie distincte. C'est une cellule embryonnaire dont les cellules-filles, de plus en plus nombreuses, et très rapidement, forment un nid, puis une petite tumeur dans un point de l'organisme très limité d'où l'efficacité incomparable, à ce stade d'évolution du cancer, de l'intervention chirurgicale.

Qu'on enlève ce nid cancéreux, cette tumeur nouvellement formée, assez largement pour qu'aucune des cellules-filles ne soit oubliée et la guérison est certaine, immédiate, définitive même, pour cette première attaque. Vous voyez également l'importance de l'analyse histologique, qui peut révéler immédiatement, ne fût-ce que quelques unes de ces cellules embryonnaires si caractéristiques du cancer. Et voilà pourquoi, dans le rapport que j'ai eu l'honneur de présenter à la Commission du cancer, nommée par le Ministre de l'Hygiène, j'ai demandé que dans tous les centres régionaux de lutte contre le cancer à organiser, il y eût, à côté de l'instrumentation radio et curiethérapique, un service chirurgical et un service d'anatomie pathologique dirigés par un chirurgien et un pathologiste de carrière.

Nouvelles armes données par la physique contre le cancer. — Nous n'avions, contre le cancer, que l'intervention chirurgicale mais Röntgen (de Wurtzbourg) découvrit, en 1895, parmi les phénomènes de la décharge électrique dans le vide, des rayons nouveaux qu'il appela rayons X parce qu'inconnus. Cette découverte, comme à peu près toutes les autres, avait eu des précurseurs, et parmi ceux-ci, je veux citer ici, avec une respectueuse reconnaissance, mon ancien Maître, le Professeur Joseph Abria, dont une rue de Bordeaux porte le nom et qui, vers 1875, étudia lui aussi la décharge électrique dans les tubes à vide, cela dans les locaux qui constituent aujourd'hui, à la mairie, la division de l'architecture. Le savant anglais William Crookes fut aussi l'un des précurseurs de Röntgen. Il approcha si près de la découverte, avec sa *matière radiante*, qu'il produisit lui aussi, avec le tube qui porte encore son nom, les fameux rayons X, mais sans s'en apercevoir. Peut-il y avoir rien de plus vexant pour un savant que de frôler ainsi une grande découverte sans la cueillir ?

Les ondes de lumière courtes. — Nous savons aujourd'hui que ces rayons X font partie d'un phénomène dont la généralité est grandiose. Ce sont des ondes électromagnétiques analogues aux ondes liquides qui se propagent à la surface d'un lac tranquille, en s'élargissant de plus en plus lorsque l'on a jeté une pierre au milieu. Ce sont des ondes comme les ondes sonores qui se propagent dans l'air, d'un corps vibrant jusqu'à notre oreille. Elles sont émises par des radiateurs, nous pourrions dire comme en acoustique, *des instruments* les plus variés : depuis la Tour Eiffel et la station de Croix-d'Hins qui donnent en T. S. F. les notes les plus graves (de 2 à 15 kilomètres de longueur) de cet orchestre infini, en passant par les rayons du spectre solaire (quelques millièmes de millimètre), jus-

qu'aux rayons X de radiographie — sons aigus de l'orchestre — (moins
d'un millionième de millimètre) et les ondes suraiguës du radium
(quelques milliardièmes), limite actuelle de nos connaissances en
ondes aiguës électromagnétiques. Vous voyez d'ici ce piano fan-
tastique de 60 octaves, sur lequel l'humanité s'exerce, depuis les
quelques années que la physique moderne l'a mis à sa disposition.

La médecine s'est toujours empressée d'utiliser les découvertes
scientifiques, dès leur apparition, pensant y trouver enfin le remède
à des maux jusqu'alors réfractaires à ses ordonnances. Dès qu'Otto
de Guericke eut créé sa machine électrique à frottement, on appli-
qua cette électricité à des paralytiques, et l'on put voir, vers la fin
du XVIIIe siècle, aussi bien à Paris qu'à Nérac, près d'ici, des savants
comme l'abbé Nollet, comme de Romas — dont nous avons tiré le
nom d'un oubli injustifié, d'accord avec mon savant ami le Professeur Courteault, — faire des cures merveilleuses. Dès que Faraday,
au début du XIXe siècle, découvre l'induction électrique, les médecins
s'emparent de la machine d'induction et l'appliquent également
à des maladies rebelles. Notre grand Duchenne, de Boulogne, se
promenait, vers 1860, dans les salles des hôpitaux de Paris,
électrisant, de-ci de-là, les malades que les chefs de services voulaient
bien lui confier. Il découvrit, en ce faisant, petit médecin non officiel,
quatre ou cinq maladies du système nerveux, dont l'une suffirait à la
gloire d'un médecin moderne.

Il en est arrivé à peu près de même après la découverte des
rayons X; et lorsqu'on s'aperçut qu'en plus de montrer les os, le pou-
mon qui respire ou le cœur qui bat, ils pouvaient produire sur la peau
de terribles coups de soleil, on essaya de les faire servir au traitement
des maladies.

LES RAYONS X ONT UNE PROPRIÉTÉ DE SÉLECTION SUR LES CEL-
LULES CANCÉREUSES. — Comme l'avaient montré les premiers acci-
dents cutanés dus aux rayons X, ceux-ci ont une action sur les cellules
vivantes. Nous ne devons pas nous en étonner puisque la lumière, la
chaleur, qui sont les grandes cousines germaines des rayons X, sont
également actives pour détruire aussi bien que pour guérir certaines
maladies de la peau. Mais il y a ici quelque chose de tout à fait particulier, on pourrait même dire de providentiel : il y a des cellules
vivantes sensibles aux rayons X et d'autres qui sont, pour ainsi dire,
tout à fait insensibles. Enfin, chose extraordinairement heureuse, ce
sont les cellules nobles, utiles, morphologiquement fixées et à fonctions bien déterminées qui sont insensibles; tandis que les cellules
amorphes, les cellules sans fonctions propres, les cellules atypiques, à
reproduction rapide, les *cellules du cancer en un mot*, sont très sensibles aux rayons X. Ce n'est qu'à la longue que nous avons appris

tout cela, et puisque l'occasion se présente, laissez-moi rendre en passant un hommage attristé à celui qui m'aida, avec tant de dévouement, dans de longues recherches sur ce sujet. Je veux parler du médecin de la marine Louis Tribondeau, mort pour la France à l'hôpital de Corfou, en 1918.

L'Instrumentation radiothérapique. — Cette propriété de sélection des rayons X, qui choisissent sans erreur possible dans nos tissus les cellules cancéreuses pour les détruire, tandis qu'ils laissent subsister toutes les autres cellules nobles sans y toucher, est la base, et une base solide, de la radiothérapie contre le cancer. Il n'y a qu'à construire l'appareil, l'instrument à ondes courtes, propre à nous donner les radiations qu'il faut, en qualité et en quantité. Ce n'est

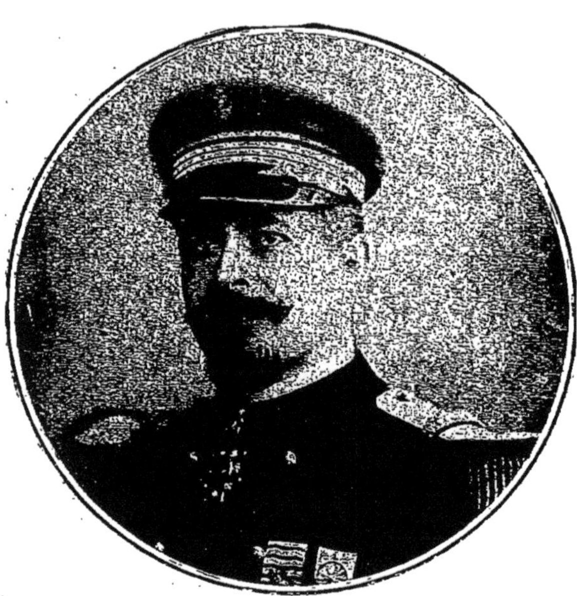

M. TRIBONDEAU.

certes pas facile. Tout d'abord, c'est un très gros appareil et quand on en a un certain nombre, les locaux qui les contiennent peuvent recevoir le nom d'*usine*, d'usine à guérir comme j'ai déjà nommé nos laboratoires de radiothérapie pénétrante. En effet, plus ces ondes sont courtes (une fraction de dix-millionième de millimètre) et plus il faut, pour les produire, des tensions électriques élevées. La tension de 50.000 volts, qui apporte à Bordeaux le courant de Tuilières, est très insuffisante. Celle de 100.000 volts donne des ondes trop longues encore pour pénétrer au plus profond de nos tissus. Nous avons atteint récemment 200.000 volts. Nos appareils actuels de radiothérapie pénétrante en sont là aujourd'hui; et nous ne cherchons qu'à aller au delà, malgré le danger de ce recherches. Et voilà encore pourquoi, à tous les centres de lutte contre le cancer, il faut, comme à Bordeaux, que soit adjoint un laboratoire pour la mesure et la production des hautes tensions électriques.

Comment on applique ces tensions aux lampes à rayons X ; comment on filtre à travers des centimètres d'épaisseur d'aluminium le faisceau émis par elles pour le rendre plus pénétrant encore ; comment on mesure les doses efficaces en évitant les doses trop fortes ou trop faibles, nocives dans les deux cas, je ne puis vous le dire ici, et si j'en parle, c'est pour vous faire comprendre quel laboratoire de physique expérimentale bien outillé doit être notre département de radiothérapie pénétrante dans le centre régional de lutte contre le cancer. Comment voulez-vous, après cela, que l'on puisse bâtir et outiller cette usine à guérir sans de très grosses dépenses ?

RADIUM ET CURIETHÉRAPIE. — Ce n'est pas tout, cependant. Le service voisin de la radiothérapie pénétrante va nous demander des efforts scientifiques et pécuniaires tout aussi grands, mais également efficaces.

C'est un Français, Henri Becquerel, qui découvrit, en 1897, le phénomène de la radioactivité, lequel nous a conduit à la connaissance de la constitution de la matière. C'est un Français et une Française, M. et Mme Curie, qui ont découvert le radium et les autres familles de corps radioactifs dont la désintégration atomique donne, entre autres, les rayons β et γ, utilisés dans le traitement du cancer. Vous voyez que c'est là une découverte exclusivement française et c'est un juste hommage que nous rendons à l'admirable femme dont les travaux sont connus du monde entier en donnant à cette partie de la thérapeutique du cancer le nom de *curiethérapie*.

Les rayons γ du radium sont encore plus pénétrants que les rayons que nous pouvons produire dans les tubes à vide, avec les plus hautes tensions actuelles. Ils le resteront encore longtemps et nous avons, dès aujourd'hui, à étudier dans les laboratoires quelles sont les indications des rayons du radium et des rayons X pénétrants dans le traitement du cancer. Vous voyez que ceux qui nous suivent auront encore à faire dans les laboratoires que nous leur laisserons, j'espère, mieux outillés que ceux que nous ont laissés nos prédécesseurs. Mais pour étudier les effets des rayons du radium, pour appliquer ces effets connus à tous les malades qui viennent à nous, il faut du radium et il en faut de plus en plus. En voici une autre raison, en plus de celle qui tient au nombre des malades qu'il faut traiter sans tarder, souvent simultanément. Supposez que vous placiez quelques milligrammes de radium à 1 millimètre de distance de ces végétations cancéreuses que je vous ai montrées tout à l'heure sur l'oreille d'un lapin, vous aurez un certain effet, mais vous ne pourrez en atteindre

qu'une faible partie. Si vous placez les mêmes doses à 1 centimètre
de distance, vous atteindrez mieux l'ensemble, mais l'effet destructif
sur les cellules cancéreuses deviendra 100 fois plus petit. C'est la loi
du carré des distances, comme en astronomie pour l'attraction des
corps célestes. Il faudra donc centupler la dose pour avoir le même
effet thérapeutique, et votre milligramme de radium sera vite devenu

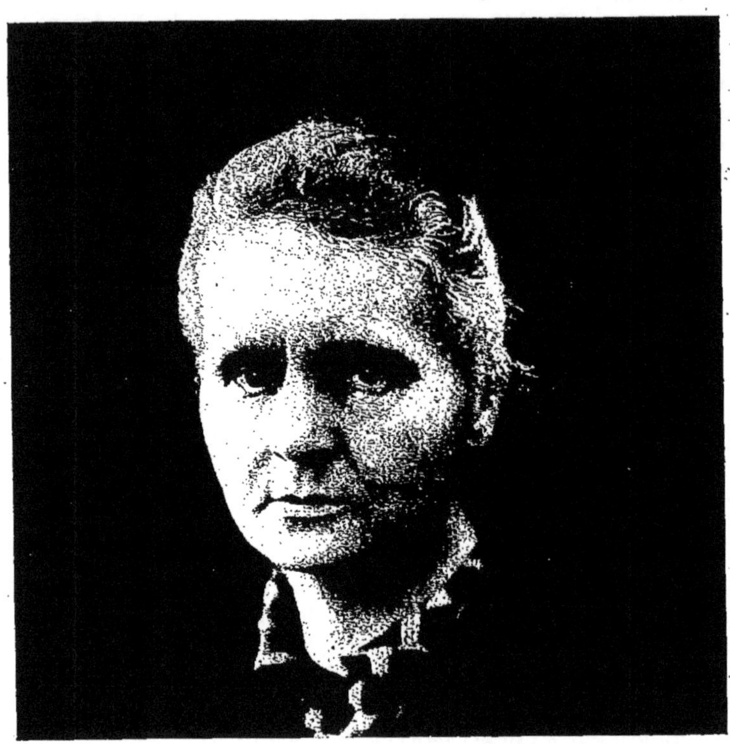

Mme CURIE

un décigramme. Or, le milligramme de radium coûte aujourd'hui
plus de 1.000 francs, et comme on l'enferme toujours, ce précieux
— ô combien ! — métal, dans les enveloppes de platine ou d'or, on
a vite fait d'avoir, dans un tout petit tube de la grosseur d'un cure-
dents et de la longueur de 15 millimètres environ, un bijou aussi
précieux, mais, vous me l'avouerez, plus utile qu'un déjà fort beau
collier de perles !

Nous avons déjà à Bordeaux, grâce à M. le Maire et au Conseil
municipal, pour plus de 200.000 francs de radium. Cela fait 167 milligrammes. Vous voyez que nous ne pouvons pas traiter beaucoup de

monde à la fois, d'après les procédés et la technique dont je vous montre quelques exemples sur l'écran. Il nous faudrait, au bas mot, 5 décigrammes de radium-élément, c'est-à-dire de radium-métal, et, du train dont vont les choses, avec l'afflux de malades jusqu'à présent sans secours, qui vont connaître la bouée thérapeutique qui leur est offerte, il nous en faudra certainement bientôt **un gramme.**

Voilà les armes nouvelles que la science nous a données contre le cancer. Elle nous en donnera encore d'autres à l'avenir. Mais nous gardons les anciennes, surtout la chirurgie dont le rôle grandira, avec le diagnostic précoce, dont il faut qu'on cherche et qu'on trouve les premiers symptômes.

Pour utiliser convenablement ces armes, aussi bien les anciennes que les nouvelles, il faut surtout et avant tout des laboratoires de recherches, aussi bien biologiques que physiques ; l'usine à guérir par la radiothérapie profonde, dont je parlais tout à l'heure ; une dotation suffisante de radium et des salles de chirurgie et d'assistance pour les malades, où nous puissions les faire bénéficier aussi bien de l'expérience acquise que des découvertes les plus récentes. Tout n'est certes pas pour le mieux encore dans ce Centre régional de Bordeaux et du Sud-Ouest, inauguré ce matin pour la lutte contre le cancer. Il faudra encore de patients efforts pour donner à ce centre et son autonomie et toute la puissance bienfaisante qu'il comporte. Déjà le Conseil général de la Gironde, dans lequel le toujours regretté sénateur Vayssière avait été notre porte-parole convaincant et convaincu ; déjà les autres conseils généraux des départements compris dans le ressort du centre de Bordeaux, ont montré, par le vote de subventions, qu'ils comprenaient, pour leurs compatriotes, toute l'utilité des secours que nous pouvons leur offrir ; M. le Préfet Arnault avec sa bonne grâce habituelle, sa claire prescience et son dévouement au bien public ; M. le Maire Philippart, dont l'œuvre sociale marquera pour longtemps dans cette ville une étape rapidement parcourue ; mon cher doyen Sigalas, dont l'activité féconde et inlassable n'a redouté aucun obstacle pour assurer le succès, tous ont fait ici ce qu'il fallait faire : ils m'ont rendu la tâche agréable et facile.

Et vous, mon cher Ministre, qui, grâce à vos circulaires, avez rendu réel ce qui était dans les brumes d'un avenir lointain, ombres immatérielles d'il y a six mois ! Par vous, de nombreux malades qui ne pouvaient pas attendre vont bénéficier, que dis-je, ont bénéficié déjà de cette organisation, qui va s'étendre à toutes les régions de la France. Peut-être suis-je plus désigné que tout autre pour parler en leur nom et vous remercier pour eux de ce que vous avez fait et de ce que vous allez faire, ayant été longuement témoin de leurs douleurs et les ayant ressenties. Bien que vous ayez déjà beaucoup fait pendant votre vie si active de bienfaiteur averti, il y aura, après

cette organisation régionale de lutte contre le cancer, qui ira chercher dans la moindre petite commune de France. pour le guérir ou
le soulager, le plus humble de nos paysans où de nos ouvriers, il y
aura, dis-je, une raison de plus pour qu'à côté des grands philanthro-
pes qui ont honoré l'humanité, à côté des Théophile Roussel, des
Jules Siegfried, des Léon Bourgeois, on inscrive, en lettres d'or votre
nom, Monsieur le Ministre, le nom de Paul **STRAUSS** !

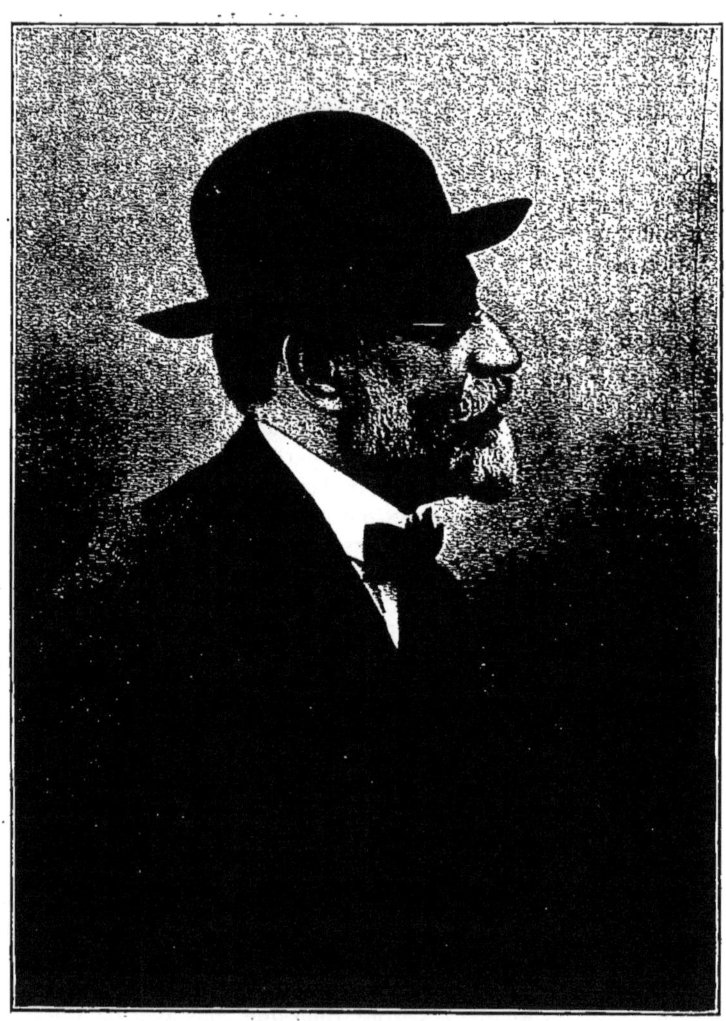

M. LE PROFESSEUR BERGONIÉ

ALLOCUTION DE M. PAUL STRAUSS

Ministre de l'Hygiène, de l'Assistance et de la Prévoyance sociales.

MESDAMES, MESSIEURS,

Après l'éloquente et vibrante allocution de M. le Maire de Bordeaux, M. Philippart; après la magistrale et lumineuse conférence de M. le Professeur Bergonié, ma parole sera brève. Aussi bien la journée du 12 février 1923 comptera-t-elle dans les fastes de l'Hygiène sociale.

Elle s'est ouverte ce matin par l'inauguration du premier Centre régional anticancéreux; elle s'achève dans cette magnifique salle par la constitution d'une Association contre le cancer. Les deux manifestations se tiennent et se complètent. La Faculté de médecine, sous l'ardente impulsion de son Doyen, M. le Professeur Sigalas, a donné à M. le professeur Bergonié les moyens de poursuivre, de perfectionner et de réaliser son œuvre bienfaisante. Nous ne devons pas oublier que le modeste laboratoire d'électricité médicale de Bordeaux, le premier ouvert en France, dès 1883, par le Professeur Bergonié, aura été pour beaucoup dans les résultats scientifiques que nous constatons aujourd'hui. Il est tout naturel, il est tout à fait légitime; il est de toute justice que Bordeaux soit aujourd'hui à l'honneur et que le premier Centre régional de lutte contre le cancer, constitué par le Ministère de l'Hygiène avec la pleine approbation du Ministère de l'Instruction publique, soit celui dont Bergonié aura été tout à la fois le précurseur, l'initiateur et le directeur. Ce Centre régional répond entièrement au type que la grande Commission du cancer a pleinement approuvé dans l'une de ses dernières réunions; il est fondé dans une très grande et belle ville, siège d'une Faculté de médecine prospère, où sont réunies les plus hautes compétences.

Les locaux ont été rapidement découverts et ingénieusement aménagés. Grâce à la Commission Administrative des hospices, l'hospitalisation des malades en traitement est, du jour au lendemain, devenue possible. Quant au personnel désigné aujourd'hui même au *Journal Officiel*, il est de ceux dont l'éloge ne peut que rester au-dessous de la vérité. Qu'il me suffise de dire que le Professeur Bergonié assume la direction du Centre régional de Bordeaux contre le cancer, et qu'il se charge des traitements de curiethérapie et de radio-thérapie pénétrante; que M. le Professeur Chavannaz est chargé de toutes les interventions chirurgicales, curatives et palliatives; que M. le Professeur Sabrazès fixera, par ses analyses délicates, les formes anatomo-pathologiques des tumeurs à traiter; qu'enfin M. le Professeur Foch, de la Faculté des sciences, apportera ses conseils techniques pour le contrôle de ces hautes tensions, sans lequel toute radiothérapie devient incertaine dans son effet. Comment, dans ces conditions, n'être pas sûr des résultats qu'obtiendra le Centre régional de Bordeaux ?

Mais ce n'est pas à Bordeaux seulement que ces bienfaits se feront sentir; huit départements, c'est-à-dire toute la région du Sud-Ouest, ressortiront au Centre de Bordeaux. Aussi bien le rattachement était-il par avance effectué, puisque, au cours de l'inauguration si convaincante et si pleine d'intérêt, nous avons vu des malades venant des Hautes-Pyrénées comme de la Charente, de la Dordogne aussi bien que des Landes et du Gers, se presser avec reconnaissance dans ce laboratoire où ils ont trouvé la guérison de leurs maux.

Mais, pour suffire à une clientèle aussi étendue, il faut que l'instrumentation déjà si puissante s'augmente encore; la dotation en radium, pour laquelle M. le Maire Philippart, par un vote unanime de son Conseil municipal, a obtenu plus de 200.000 francs, doit s'accroître. A cet effet, les efforts combinés de M. le Préfet et du Conseil général de la Gironde, de M. le Maire Philippart et de la Ville de Bordeaux, de la Faculté de médecine et de son éminent Doyen M. le Professeur Sigalas, des départements voisins qui ont voté des subventions destinées à soulager tous leurs compatriotes malheureux, du ministère de l'Hygiène, dont l'appui ne fera point défaut au Centre régional de Bordeaux, ne tarderont pas à former un ensemble de ressources et de moyens dont l'efficacité sera grande et le rayonnement certain.

Une Association, née de l'initiative privée, s'est constituée à Bordeaux pour réunir des fonds et faire de la propagande. Il importe qu'il s'en crée dans de nombreux départements.

La lutte contre le cancer doit se poursuivre et se généraliser; nous voyons déjà, à Lyon, à Toulouse, à Montpellier, à Strasbourg, à Nancy, à Marseille, à Rennes, dans d'autres grandes villes encore, des initiatives surgir, des organisations administratives et scientifiques se préparer, des bonnes volontés se joindre pour rapidement imiter ce que vous avez réalisé à Bordeaux. La lutte contre le cancer est en bonne voie.

Mais, de même que les Etats-Unis d'Amérique, qui nous ont déjà donné tant de leçons dans la lutte contre les fléaux sociaux, et particulièrement contre la tuberculose, nous offrent l'exemple des Compagnies d'assurances dont les assurés sont astreints à des examens sanitaires réguliers, il importe qu'en France, pour réagir contre le diagnostic tardif du cancer, pour faciliter un dépistage de plus en plus précoce, ces examens sanitaires passent dans les mœurs. Je compte sur l'enseignement qui sera donné dans les centres de lutte contre le cancer pour répandre ces idées sociales nouvelles, comme je compte sur les laboratoires de recherches expérimentales de ces mêmes centres pour l'enrichissement des méthodes curatives et préventives.

En cette journée du 12 février 1923, un grand acte a été accompli à Bordeaux. A partir de ce jour, en effet, nous devons redoubler d'activité pour qu'à Toulouse, avec M. le Doyen Abelous ici présent, pour qu'à Montpellier avec les Professeurs Forgue et Pech, et dans les divers centres régionaux que je viens de citer, les malades nécessiteux puissent trouver auprès d'eux les moyens efficaces de traitement qu'exige leur état. Peu à peu, ces centres auront des prolongements; ils auront un service sanitaire pour effectuer des recherches à domicile, pour examiner si des localités, des maisons, des professions ont ou non une part de responsabilité; ils devront être pourvus d'un service social dans lequel les femmes auront un rôle prépondérant, et grâce auquel nous pourrons porter des secours jusque dans les familles et dans l'entourage du malade. Un tel service social a d'autant plus sa raison d'être que la lutte contre le taudis sera ainsi intensifiée, pour que l'exemple donné par M. Charles Cazalet, en compagnie duquel nous avons aujourd'hui même posé la première pierre d'un groupe nouveau de cité-jardin, le groupe Gounouilhou-Chapon, soit imité de plus en plus. Tous les fléaux sociaux doivent être combattus sans trêve, sans répit, sans défaillance; tel est le programme que nous devons nous proposer pour lutter efficacement contre ces maladies. La science en perpétuel progrès nous réserve des perspectives infinies; elle n'a jamais dit son dernier mot; lorsqu'elle a découvert de nouveaux moyens de défense, elle nous en promet encore d'autres et les met bientôt à notre disposition. Notre arsenal pour le bien s'enrichit sans cesse, grâce à elle, d'armes toujours plus puissantes pour tarir les sources de nos maux, et nous acheminer vers une humanité meilleure. Après tant de deuils et de pertes, nous devons redoubler de zèle et d'activité pour tarir la source de tous les fléaux qui enlèvent à la patrie des vies que nous devons et que nous pouvons conserver; c'est le devoir et c'est l'intérêt de la Nation.

Aussi votre centre sera-t-il, en même temps qu'un centre de traitement, un centre de recherches. Nos savants nous diront bientôt, je l'espère, ce qu'est l'étiologie de ce mal mystérieux, sa pathogénie sa thérapeutique et, j'en ai le ferme espoir, sa prophylaxie.

Nous n'avons pas seulement, en ce jour, à célébrer une œuvre, nous avons à remercier et à féliciter un homme. Quoiqu'il ait dit, cette journée sera la sienne. J'ai fait applaudir son nom à Paris, au Congrès de chirurgie, comme l'a justement rappelé ce matin le Professeur Proust; c'est pourquoi, ce soir, je demande à l'élite scientifique, commerçante, industrielle, philanthropique, sociale de cette ville, à tous ceux qu'inspire cet exemple de dévouement et de patriotisme, de se lever avec moi pour acclamer celui qui est tout à la fois un héros de la Science, une victime du Devoir et un bienfaiteur de l'Humanité.

Je suis heureux et fier d'apporter, au nom de la Fondation Carnegie, sa médaille d'or au Professeur Bergonié, déjà récompensé par l'Institut Franklin de Philadelphie, pour les services inoubliables qu'il a rendus pendant la guerre. Ce faisant, je suis assuré d'être l'interprète fidèle de Bordeaux, de la Science, de l'Hygiène et de l'Assistance françaises.

Le Ministre se tourne à ce moment vers le Professeur Bergonié et lui remet, au nom de la Fondation Carnegie, une médaille d'or, témoignage d'admiration et de reconnaissance de ses amis d'Amérique.

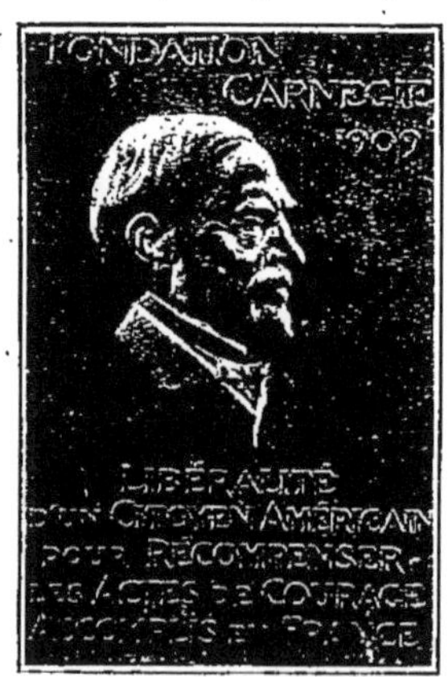

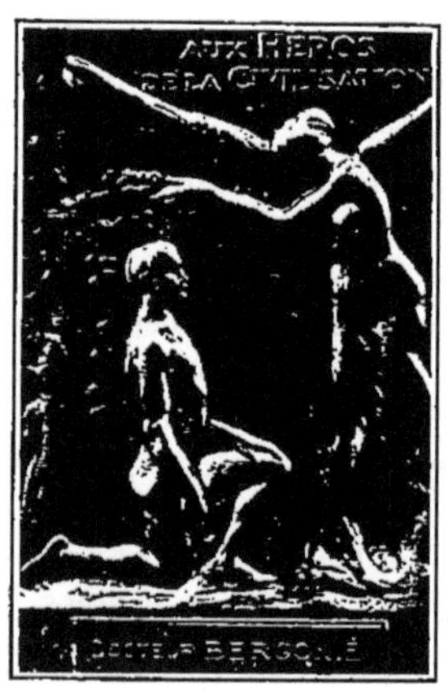

LA MÉDAILLE CARNEGIE.

RÈGLEMENT ADMINISTRATIF.

CONCERNANT

L'ORGANISATION ET LE FONCTIONNEMENT

DU

CENTRE RÉGIONAL CONTRE LE CANCER

DE BORDEAUX ET DU SUD-OUEST

ARTICLE PREMIER. — Le Centre régional de lutte contre le cancer créé près la Faculté de Médecine de Bordeaux sera organisé suivant le plan adopté par la Commission du cancer, sur le rapport de M. le Prof. Bergonié, instituée par le Ministre de l'Hygiène, de l'Assistance et de la Prévoyance sociales.

ART. 2. — *Locaux.* — Les locaux, provisoirement mis à la disposition du Centre par la Faculté de Médecine, seront aménagés pour recevoir :

a) Un service de consultations fonctionnant comme dispensaire pour les cancéreux non hospitalisés ;

b) Un service d'hospitalisation des cancéreux (hommes et femmes) ;

c) Un service thérapeutique (chirurgie, radiothérapie pénétrante et curiethérapie) ;

d) Un service d'enseignement et de recherches scientifiques.

ART. 3. — *Admission des malades.* — Les malades admis dans le Centre régional contre le cancer de Bordeaux et du Sud-Ouest proviennent soit du département de la Gironde, suivant délibération de son Conseil général (voir règlement départemental pour l'application de la loi du 15 juillet 1893, en date du 17 décembre 1922), soit des départements voisins dont les Conseils généraux (comme celui

de la Gironde) ont organisé dans ce but (règlement départemental,
le Service de l'Assistance médicale gratuite, en rattachant leur
département tout entier, ou une partie du département, au Centre
régional de Bordeaux pour le traitement des cancéreux (art. 4 de la
loi du 15 juillet 1893).

Art. 4. — *Instrumentation*. — Le Centre de Bordeaux compor-
tera *trois appareils, au moins, de radiothérapie pénétrante*, pourvus
de tous les moyens de protection et de sécurité. La dotation en radium
de ce Centre sera, au minimum, de 200 milligrammes de radium-
élément.

Toutes les ressources de la chirurgie devront pouvoir être utilisées
dans le Centre anticancéreux ou, pour les opérations graves, dans
un centre chirurgical voisin.

Art. 5. — *Service d'enseignement et de recherches*. — Il sera fait
par le Directeur de ce Centre ou par les autres chefs de service, des
leçons et des démonstrations destinées à compléter l'instruction
des étudiants et des praticiens, particulièrement sur la nécessité d'un
diagnostic précoce du cancer. Des locaux de recherches, tant biologiques que physiques, devront être annexés au Centre de Bordeaux
pour des travaux ayant pour but de rendre plus efficace la lutte
contre le cancer.

Art. 6. — *Service d'Hygiène sociale*. — Le Directeur du Centre
régional devra procéder, soit par lui-même, soit par l'intermédiaire
de ses collaborateurs et assistants, à toutes les enquêtes d'ordre
sanitaire, professionnel et démographique, susceptibles d'apporter
une contribution utile à la genèse et à l'étiologie du mal (casier
sanitaire des maisons, catégories professionnelles, distribution géo-
graphique, etc.) ; à cet effet, il pourra recourir à la collaboration des
inspecteurs départementaux d'hygiène, des inspecteurs du travail
et de toutes les autorités compétentes.

Art. 7. — *Directeur et Chefs de service*. — Le Ministre nommera
le Directeur du Centre régional, sur la proposition du Conseil d'administration, et après avis du Conseil de la Faculté. Il nommera également les chefs de service du Centre, sur la proposition du Directeur et après avis du Conseil de la Faculté. Ceux-ci pourront être
soumis au concours, si le Conseil d'administration en décide ainsi.

Après entente avec le Directeur, la Commission administrative
des Hospices choisira le personnel secondaire : infirmiers et infirmières nécessaires au fonctionnement du Centre.

Au point de vue administratif, le Directeur engagera les dépenses et en donnera quittance, comme le fait un Professeur de Faculté, pour l'administration de son laboratoire.

Il recevra en consultation, au moins trois fois par semaine, les nouveaux malades et les malades anciens, soit de Bordeaux et de la Gironde, soit des départements limitrophes, prononcera sur leur hospitalisation ou sur leur séjour momentané au Centre. Il soumettra à ses collaborateurs les cas de cancer pour lesquels leur intervention lui paraîtrait nécessaire.

ART. 8. — *Administration du Centre régional de Bordeaux.* — Le Conseil d'administration du Centre régional de Bordeaux et du Sud-Ouest sera composé : du Doyen de la Faculté de Médecine, représentant le Ministre de l'Instruction publique et des Beaux-Arts ; du Directeur du Centre ; des Chefs de service du Centre ; de l'Inspecteur départemental d'hygiène de la Gironde ; d'un représentant de la Commission administrative des hospices, désigné par celle-ci ; d'un représentant désigné par le Conseil municipal de Bordeaux ; d'un représentant désigné par les Conseils généraux des départements ressortissant du Centre ; du Président de l'Association contre le cancer de Bordeaux et du Sud-Ouest ; le Doyen de la Faculté de Médecine de Bordeaux remplira les fonctions de Président.

ART. 9. — *Budget.* — Un chapitre spécial en recettes et dépenses sera ouvert, au titre du Centre régional de Bordeaux et du Sud-Ouest, au budget de la Faculté de Médecine.

Les propositions concernant ce chapitre seront établies par le Conseil d'administration du Centre et seront préalablement soumises à l'examen et à l'approbation de M. le Ministre de l'Hygiène.

Le développement de ce chapitre figurera en annexe audit budget.

Le Doyen, Président du Conseil d'administration du Centre, sera tenu de présenter annuellement, au Ministre de l'Hygiène, un compte administratif dudit chapitre.

Un inventaire du matériel, avec valeurs estimatives, sera dressé et tenu régulièrement à jour ; il fera l'objet d'une vérification annuelle par le Directeur du Centre, assisté d'un membre désigné par le Conseil d'administration.

Centre régional de lutte contre le Cancer

DE BORDEAUX ET DU SUD-OUEST

J. O., 11 février 1923.

Le Ministre de l'Hygiène, de l'Assistance et de la Prévoyance sociales,

Vu l'avis du Ministre de l'Instruction publique et des Beaux-Arts, en date du 3 février 1923, relatif à la désignation du Directeur et des chefs de services du centre régional de lutte anticancéreuse de Bordeaux;

Vu l'avis du Conseil de la Faculté de Médecine de Bordeaux;

Vu l'avis du Conseil de l'Université,

ARRÊTE :

ARTICLE PREMIER. — Est nommé Directeur du centre régional de lutte anticancéreuse de Bordeaux et du Sud-Ouest de la France créé près la Faculté de Médecine de Bordeaux, M. le Prof. Bergonié, Professeur de clinique d'électricité médicale, chargé des applications de radiothérapie et de radiumthérapie.

Sont nommés chefs des divers services :

M. Chavannaz, Professeur de clinique chirurgicale, chargé de tout le service de chirurgie du centre.

M. Sabrazès, Professeur d'anatomie pathologique, chargé de tous examens histologiques et anatomo-pathologiques.

M. Foch, Professeur d'électricité industrielle à la Faculté des Sciences de Bordeaux, chargé des services techniques.

ART. 2. — Le Conseiller d'État, Directeur de l'Assistance et de l'Hygiène publique au Ministère de l'Hygiène, de l'Assistance et de la Prévoyance sociales est chargé de l'exécution du présent arrêté.

Fait à Paris, le 7 février 1923.

Paul STRAUSS.

ARRÊTÉ

Le Ministre de l'Hygiène, de l'Assistance et de la Prévoyance sociales,

Vu l'arrêté en date du 7 février 1923, pris après avis du Ministre de l'Instruction publique et des Beaux-Arts,

Arrête :

ARTICLE PREMIER. — Est approuvé le règlement administratif concernant l'organisation et le fonctionnement du Centre régional de lutte anticancéreuse créé près la Faculté de Médecine de Bordeaux.

Fait à Paris, le 17 avril 1923.

Paul STRAUSS.

(*J. O.*, 6 mai 1923.)

CENTRE RÉGIONAL CONTRE LE CANCER

DE

BORDEAUX ET DU SUD-OUEST

Locaux, Matériel, Personnel et Documents statistique

pour l'année 1923

LOCAUX

I. — Rez-de-chaussée.

1º Laboratoire de radiographie.
2º Atelier d'électricité industrielle.
3º Salle de développement.
4º Salle d'attente.

II. — Premier Étage.

5º Laboratoire de recherches des hautes tensions..
6º Laboratoire de spectrométrie et électrométrie.
7º Atelier de moulage des appareils à radium. Coffre à radium.
8º Laboratoire de photographie des malades.
9º Bibliothèque et salle de travail.
10º Salle de radioscopie.
11º Petite salle d'attente pour radioscopie.
12º Bureau social et stérilisation.
13º Salle de petite chirurgie, petites opérations de curiethérapie.
14º Examens gynécologiques.
15º Salle de consultations.
16º Déshabilloirs et salles d'attente.

CENTRE RÉGIONAL CONTRE LE CANCER
DE BORDEAUX ET DU SUD-OUEST

Locaux provisoires

1. Laboratoire de radiographie avec salle de développement.
2. Atelier d'électricité industrielle.
3. Electrodiagnostic.
4. Electrothérapie.
5. Entrée rez-de-chaussée.
6. Entrée 1er étage escalier.
7. 4 postes de radiothérapie pénétrante.
8. Salle de consultation avec déshabilloir.
9. Stérilisation.
10. Salle de petites opérations.
11. Salle d'attente.
12. Radioscopie.
13. Cabinet du Professeur, Bibliothèque.
14. Salle de radium.
15. Recherches bactériologiques.
16. Laboratoire de recherches physiques.

17° Quatre salles de radiothérapie pénétrante :

a) Salle à 100.000 volts Standard (deux appareils);

b) Salle à 200.000 volts (appareil n° 3 Gaiffe, cuve à huile); .

c) Salle appareil à bobine Casel, à deux tubes et à deux lits (200.000 volts);

d) Salle à tension constante de Gaiffe, à un seul lit (200.000 volts);

e) Cabine protection pour infirmières, avec toit de plomb et protection par 5 centimètres de galène.

18° Cabinet d'histologie et conservation des pièces.

III. — Deuxième Étage.

19° Salle des malades femmes hospitalisées pendant les applications de radium (8 lits).

20° Salle des malades hommes hospitalisés (5 lits).

21° Chambre de l'infirmière et tisanerie (1 lit).

MATÉRIEL

Matériel de diagnostic.

Trois tables pour examens gynécologiques, avec tous instruments; appareil d'éclairage; petit laboratoire d'histologie; très vieux microscope à changer.

Appareil Gaiffe de radioscopie debout.

Appareil Gaiffe de radioscopie couchée, servi par contact tournant de même marque.

Appareil de radiographie intensive, servi par contact tournant de même marque.

Appareil de radiographie intensive. servi par contact tournant de Drault.

Diaphragme Potter-Bucky, négatoscope, etc..., tous appareils de développement nécessaires.

Matériel de traitement.

Quatre salles de radiothérapie pénétrante alimentées par :

1° Deux appareils à bobine pour radiothérapie superficielle et demi-profonde (80.000 à 100.000 volts);

2° Un appareil n° 3 de Gaiffe, avec bobine dans l'huile;

3° Grand appareil Casel à deux lits et deux tubes (tubes dans l'air);

4° Appareil à tension constante de Gaiffe, avec un seul lit (tube dans l'huile).

Matériel de curiethérapie.

Radium : 185 milligrammes de Ra-élément, répartis de la façon suivante :

```
1 appareil plat émaillé..............  10 milligrammes.
1 tube      à  25 milligrammes.....  25      —      Pt. 0ᵐᵐ 5
3   —       à  15      —      .....  45      —      Pt.   »
3   —       à  10      —      .....  30      —      Pt.   »
7   —       à   5      —      .....  35      —      Pt. 1ᵐᵐ
10  —       à   1      —      .....  10      —      Pt. 0ᵐᵐ 5
10 aiguilles à  2      —      .....  20      —      Pt.   »
10  —       à   1      —      .....  10      —      Pt.   »
                                    ———
        TOTAL............  185 milligrammes.
```

Filtres d'or de bijouterie :

```
7 filtres à 1 millimètre.
17   —    à 1ᵐᵐ 5.
17   —    à 2ᵐᵐ 5.
         ———
TOTAL..   41 filtres d'or.
```

Plus 50 milligrammes Ra-élément prêtés par le Directeur dans les cas urgents.

Coffre pour conservation du radium, fixé au mur.

Table à manipulation des récipients radifères (modèle de l'Institut Curie).

Thermostat pour moulage des appareils en cire, suivant moulages de l'Institut Curie.

Un buste de moulages en plâtre.

Plaques diverses de cire colombia.

Matériel de recherches.

Appareils de recherches pour haute tension; contact tournant Siemens et Halske; voltmètre et ampèremètre-étalon; wattmètres; condensateurs; machine électro-statique à 20 plateaux, etc.

Atelier. Grand nombre d'outils, dont le plus important est une machine à percer électrique. Dans l'atelier : réserve de tubes, de kénotrons et autres appareils de recherches.

Matériel d'hospitalisation.

15 *lits*, fournis par l'Administration des Hospices et tous leurs accessoires.

PERSONNEL

1° Un directeur.

2° Trois chefs de service, Professeurs à l'Université (chirurgie, anatomie pathologique, électricité industrielle), et leurs aides.

3° Un chef de clinique.

4° Un préparateur.

Tout ce personnel recevant son traitement de l'Université et ne tou-chant rien en dehors, pour leurs services au Centre contre le Cancer.

Personnel appointé par la Commission des Hospices.

1º Un monteur électricien.
2º Cinq infirmières diplômées, dont deux cheftaines.
3º Un infirmier.
4º Trois femmes de service.

Personnel appointé par le Centre contre le Cancer.

1º Une secrétaire à l'admission et au contrôle des malades de l'Assis-tance médicale gratuite.
2º Une sténo-dactylo : rédaction des examens histologiques, des obser-vations dictées, des examens gynécologiques.
3º Un mouleur pour appareil de curiethérapie.
4º Un photographe.

STATISTIQUE

**État des crédits déjà affectés au Centre contre le Cancer
de Bordeaux et du Sud-Ouest
pour son installation et son fonctionnement (1923).**

1º *Par l'État :*

Subvention du Pari mutuel :

1re Subvention ....F.	200.000
2e —	100.000
TOTAL..............F.	300.000

2º *Par l'initiative locale :*

a) Ville de Bordeaux ....F.	211.000
b) M. le Préfet de la Gironde et Conseil général......	40.000
c) Don d'un terrain de 1.500 mètres carrés à 100 francs le mètre.......................................	150.000
3º *Subventions des départements limitrophes :* Année 1923..	26.000
4º *Subvention du département de la Gironde :* Année 1923..	20.000
5º *Subvention de la Ville de Bordeaux :* Année 1923 (sera augmentée)........................	10.000
6º *Fonds recueillis par l'Association contre le Cancer de Bordeaux et du Sud-Ouest*................................	160.000
7º *Somme globale de cotisations annuelles de l'Association contre le Cancer de Bordeaux et du Sud-Ouest*...............	16.000
TOTAL..............F.	633.000

Subventions allouées pour l'année 1924
au Centre contre le Cancer de Bordeaux et du Sud-Ouest.

Département de la Dordogne..........................F.   2.000
   —   de la Charente-Inférieure.,..................   10.000
   —   des Hautes-Pyrénées 1.000
   —   de Lot-et-Garonne 4.000
   —   des Landes..............................   2.000
   —   du Gers.................................   3.000
   —   de la Corrèze...........................   2.000
   —   de la Gironde 20.000

                             TOTAL.............F.   44.000

Nombre des malades nouveaux admis par mois
au Centre contre le Cancer
(Année 1923).

Janvier..   51
Février..   49
Mars...   72
Avril..   82
Mai..   63
Juin...   69
Juillet..   68
Août...   79
Septembre..   54
Octobre..   73
Novembre...   40
Décembre...   47

    TOTAL DES MALADES NOUVEAUX reçus au
    Centre contre le Cancer.   747

Nombre des journées d'hospitalisation
des malades traités au Centre contre le Cancer,
tant dans les salles du Centre
que dans les divers Services de l'hôpital Saint-André.

Journées d'hospitalisation de cancéreux du 22 janvier au 31 décembre 1923 :
    Au Centre contre le cancer.......................   2.530
    Dans divers services de l'hôpital Saint-André..........   2.125

                             TOTAL..............   4.655

Statistique générale des Consultations des Examens radiographiques et radioscopiques et des Traitements pendant l'année 1923.

	CONSULTATIONS	RADIOGRAPHIE RADIOSCOPIE	RADIOTHÉRAPIE	CURIE- THÉRAPIE (mgrh.)
Janvier......	467	105	225	23 348
Février......	453	140	200	37 084
Mars.	550	162	195	50 692
Avril.	522	148	267	58 341
Mai.	543	220	284	66 350
Juin	587	204	383	84 132
Juillet	554	232	329	65 428
Août.	557	144	455	76 128
Septembre. ..	503	126	343	43 812
Octobre	548	182	408	77 520
Novembre....	403	106	301	39 041
Décembre	386	110	292	41 424
TOTAUX ...	6.073	1.879	3.682	663 300
				5074 mmdc. 75

Statistique partielle. Malades venant du département de la Gironde. Année 1923.

	CONSULTATIONS	RADIOGRAPHIE RADIOSCOPIE	RADIOTHÉRAPIE	CURIE- THÉRAPIE (mgrh.)
Janvier......	403	105	183	11 900
Février......	384	130	162	12 568
Mars.	490	155	162	25 492
Avril.	452	142	226	32 698
Mai.	463	206	227	38 142
Juin	488	194	299	53 716
Juillet	486	218	250	37 420
Août.	473	134	337	60 144
Septembre. ..	410	105	251	33 252
Octobre	446	169	293	41 880
Novembre....	326	94	219	20 544
Décembre ...	314	104	210	32 448
TOTAUX...	5.135	1.756	2.819	400 204

Statistique partielle.
Malades venant du département de Lot-et-Garonne.
Année 1923.

	Consultations	Radiographie Radioscopie	Radiothérapie	Curie-thérapie (mgrh.)
Janvier......	14	»	7	1 152
Février......	11	1	4	2 640
Mars........	14	4	8	7 728
Avril.......	13	»	7	3 948
Mai.........	20	3	17	2 880
Juin........	19	1	19	8 160
Juillet......	13	2	19	»
Août........	16	2	26	4 320
Septembre...	21	1	30	»
Octobre.....	22	»	23	»
Novembre....	13	3	7	15 425
Décembre....	11	»	12	»
Totaux...	187	17	179	46 253

Statistique partielle.
Malades venant du département de la Chärente-Inférieure.
Année 1923.

	Consultations	Radiographie Radioscopie	Radiothérapie	Curie-thérapie (mgrh.)
Janvier......	10	»	9	216
Février......	7	»	5	»
Mars........	5	»	»	1 448
Avril........	12	1	11	304
Mai.........	10	3	10	17 784
Juin........	18	1	19	720
Juillet......	14	»	19	7 080
Août........	13	4	25	4 032
Septembre...	14	»	17	»
Octobre.....	13	5	14	2 040
Novembre....	18	»	18	3 072
Décembre....	17	»	12	8 976
Totaux...	151	14	159	46 672

Statistique partielle.
Malades venant du département des Landes.
Année 1923.

	CONSULTATIONS	RADIOGRAPHIE RADIOSCOPIE	RADIOTHÉRAPIE	CURIE-THÉRAPIE (mgrh.)
Janvier......	14	»	6	»
Février......	9	1	6	1 800
Mars........	9	1	5	3 360
Avril........	10	4	7	»
Mai.........	9	2	2	2 016
Juin	11	»	3	1 296
Juillet.......	8	»	6	5 760
Août........	5	»	5	2 880
Septembre...	6	»	8	8 640
Octobre	15	»	25	10 560
Novembre....	13	»	27	»
Décembre....	11	»	15	»
TOTAUX...	120	8	115	36 312

Statistique partielle.
Malades venant du département de la Charente.
Année 1923.

	CONSULTATIONS	RADIOGRAPHIE RADIOSCOPIE	RADIOTHÉRAPIE	CURIE-THÉRAPIE (mgrh.)
Janvier......	11	»	6	7 200
Février......	16	1	9	16 116
Mars........	15	»	5	10 824
Avril........	10	1	5	9 225
Mai.........	7	»	4	4 088
Juin	8	1	9	11 840
Juillet.......	4	4	7	»
Août........	7	»	11	720
Septembre...	4	»	15	»
Octobre	3	2	7	10 560
Novembre....	7	4	1	»
Décembre....	7	1	8	»
TOTAUX...	99	14	87	70 573

Statistique partielle.
Malades venant du département des Hautes-Pyrénées.
Année 1923.

	Consultations	Radiographie Radioscopie	Radiothérapie	Curie-thérapie (mgrh.)
Janvier........	8	»	9	»
Février.......	6	»	8	2 160
Mars.........	3	»	2	»
Avril........	5	»	1	1 602
Mai.........	9	»	5	1 440
Juin........	8	1	5	8 400
Juillet.......	6	1	8	1 008
Août........	13	»	14	4 032
Septembre...	6	»	9	»
Octobre.....	11	»	10	9 600
Novembre....	2	»	»	»
Décembre....	4	»	2	»
Totaux...	81	2	73	28 242

Statistique partielle.
Malades venant du département de la Dordogne.
Année 1923.

	Consultations	Radiographie Radioscopie	Radiothérapie	Curie-thérapie (mgrh.)
Janvier........	6	»	4	2 880
Février.......	6	2	3	1 800
Mars.........	6	»	5	1 600
Avril........	7	»	6	10 564
Mai.........	5	2	2	»
Juin........	13	6	15	»
Juillet.......	3	2	2	3 600
Août........	7	4	14	»
Septembre...	4	8	10	1 920
Octobre.....	7	2	3	960
Novembre....	2	»	2	»
Décembre....	2	»	2	»
Totaux...	68	26	68	23 224

Statistique partielle.
Malades venant du département des Basses-Pyrénées.
Année 1923.

	CONSULTATIONS	RADIOTHÉRAPIE	CURIE-THÉRAPIE (mgrh.)	
Janvier	3	3	»	»
Février	1	1	»	»
Mars	1	1	240	»
Avril	1	»	»	»
Mai	4	8	»	»
Juin	6	12	»	»
Juillet	7	12	10 560	»
Août	7	13	»	»
Septembre	5	1	»	»
Octobre	8	16	1 920	»
Novembre	4	4	»	»
Décembre	4	5	»	»
TOTAUX	51	76	12 720	»

Statistique partielle.
Malades venant du département du Gers.
Année 1923.

	CONSULTATIONS	RADIOTHÉRAPIE		
Janvier	»	»	»	»
Février	»	»	»	»
Mars	»	»	»	»
Avril	»	»	»	»
Mai	1	1	»	»
Juin	1	1	»	»
Juillet	6	4	»	»
Août	6	6	»	»
Septembre	2	2	»	»
Octobre	5	2	»	»
Novembre	1	3	»	»
Décembre	1	2	»	»
TOTAUX	23	21	»	

Bordeaux. — Impr. Gounouilhou, rue Guiraude, 9-11.

www.ingramcontent.com/pod-product-compliance
Ingram Content Group UK Ltd.
Pitfield, Milton Keynes, MK11 3LW, UK
UKHW020021100726
13658UKWH00003B/1035